Pflanzenreich

WAS DEINE PFLANZEN FÜR DICH TUN KÖNNEN

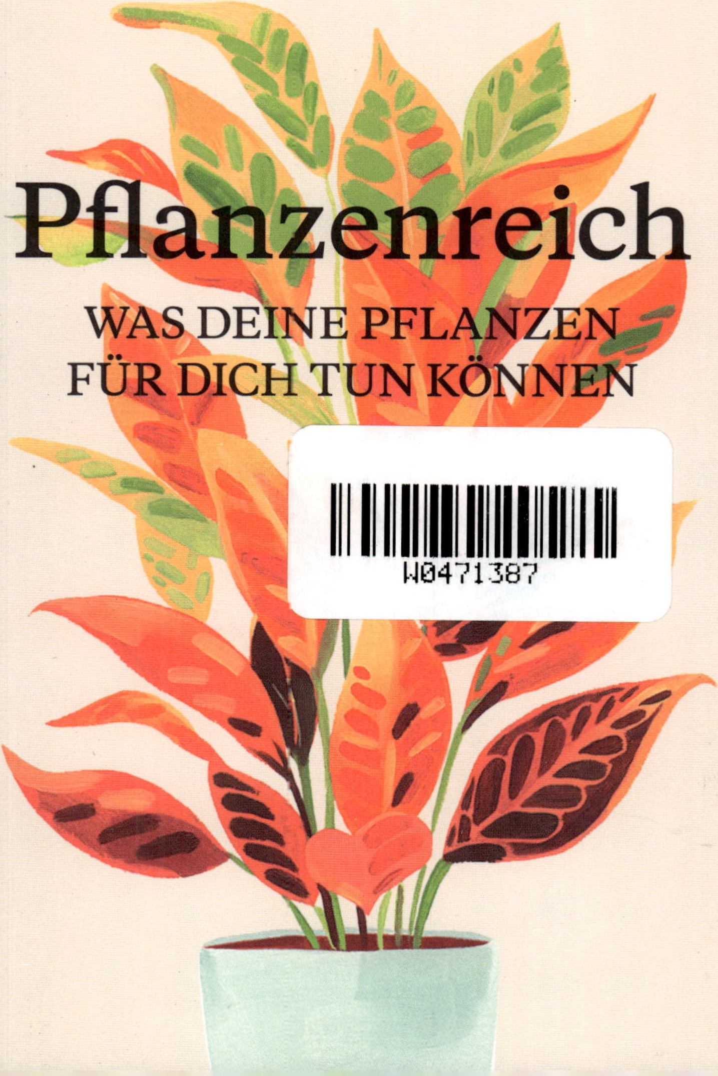

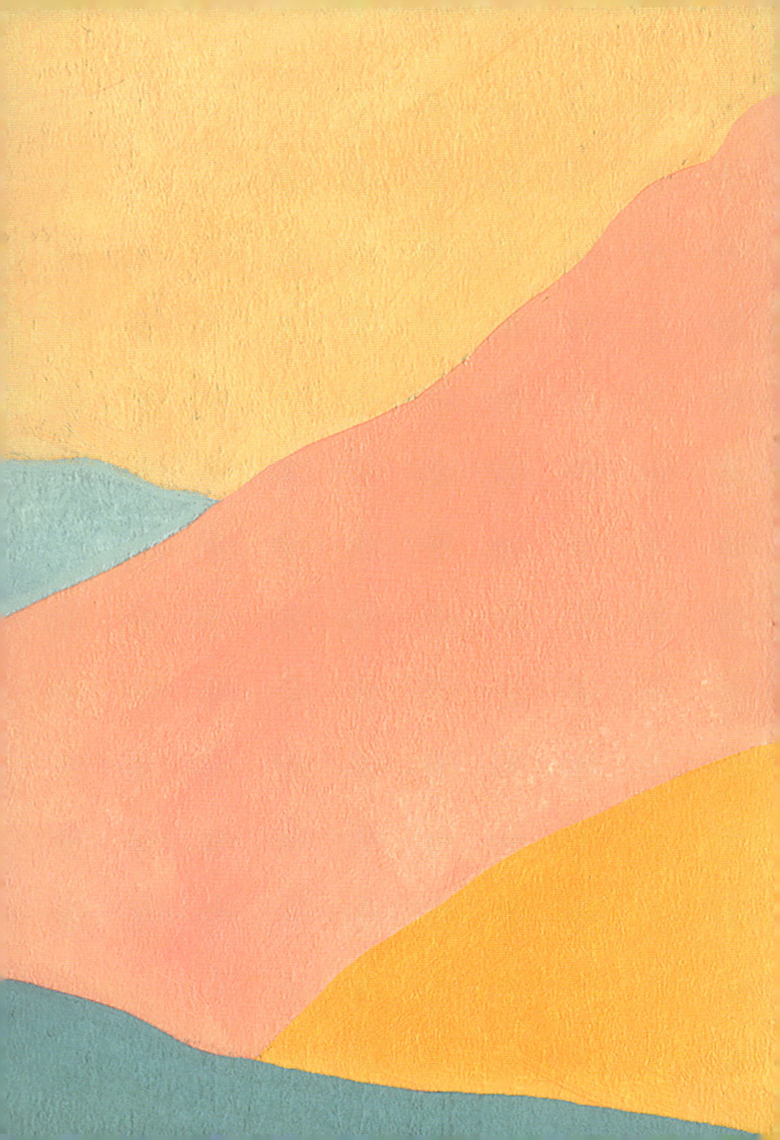

Pflanzenreich

Als wir vor vielen Tausend Jahren Schutz vor den Elementen suchten, haben wir uns auch von der Pflanzenwelt abgewandt. Unter dem Schutz eines Daches und innerhalb der Beschränkungen unserer vier Wände sind wir geschützt und sicher, aber wir sind auch von der vibrierenden Kraft und der Gesellschaft von Bäumen, Pflanzen, Gräsern und Blumen getrennt. So ist es wenig überraschend, dass wir irgendwann angefingen, diese Verbindung zu vermissen, und uns seitdem die Außenwelt in unsere Häuser holen. Pflanze für Pflanze erneuern wir so unsere Beziehung zur lebenden, wachsenden Welt draußen. Wir schätzen Pflanzen dafür, dass sie unsere Haut mit Feuchtigkeit versorgen, unsere Nahrung würzen und sogar unsere Wunden heilen. Doch neben ihrem praktischen Wert können uns Zimmerpflanzen auch als tiefgründige spirituelle Lehrmeister dienen und Gefühle der Gelassenheit und Freude fördern, wenn wir nur bereit sind, dies zuzulassen. Sie verkörpern Tugenden wie Geduld, Wertschätzung und Wachstum. Indem wir uns um sie kümmern, verpflichten wir uns nicht nur ihrem Gedeihen, sondern kultivieren Qualitäten wie Liebe und Mitgefühl. Mit der richtigen Einstellung und ein wenig Bescheidenheit können wir erforschen, was sie uns lehren können. Wir kultivieren unser "Pflanzenreich" , indem wir mit unseren Zimmerpflanzen bewusst im Hier und Jetzt leben und wertschätzen, wie sie unser Leben bereichern.

Die Pflanzen

Albuca spiralis	Freude
Aloe Vera	Linderung
Andentanne	Anpassung
Areca-Palme	Ruhe
Avocado	Dankbarkeit
Bananenpflanze	Behaarlichkeit
Basilikum	Schutz
Bogenhanf	Grosszügigkeit
Bonsai	Klarheit
Calathea ornata	Veränderung
Cereus repandus	Affinität
Chrysantheme	Detox
Drachenbaum	Einsicht
Elefantenohr-Feige	Integration
Erbse	Unterstütuzung
Eselsohr	Berührung
Friedenslilie	Absorbtionskraft
Gardenie	Bewusstsein
Geigen-Feige	Hingabe
Geldbaum	Verbindung
Gemeiner Efeu	Reinigungskraft
Glücksbambus	Minimalismus
Glücksfeder	Wachstum
Grünlilie	Networking
Gummibaum	Widerstand

Hauswurz	Ewigkeit
Hibiskus	Licht
Jasmin	Duft
Jerichorose	Akzeptanz
Kartoffel	Wissen
Königin der Nacht	Vergänglichkeit
Köstliches Fensterblatt	Gesellschaft
Kroton	Subtilität
Lavendel	Assoziation
Lithops	Geduld
Ming Aralia	Wabi-Sabi
Mooskugel	Gelassenheit
Orchidee	Innere Stärke
Perlenschnur	Kreativität
Philodendron	Höflichkeit
Pilea peperomioides	Gemeinsamkeit
Regenschirmbaum	Selbstverwirklichung
Roter Paprika	Genuss
Thymian	Balance
Tillandsia	Produktivität
Tomate	Erinnerung
Weihnachtskaktus	Saisonalität
Zebra-Ampelkraut	Enthusiasmus
Zier-Spargel	Erfrischung
Zitronenbaum	Symbiose

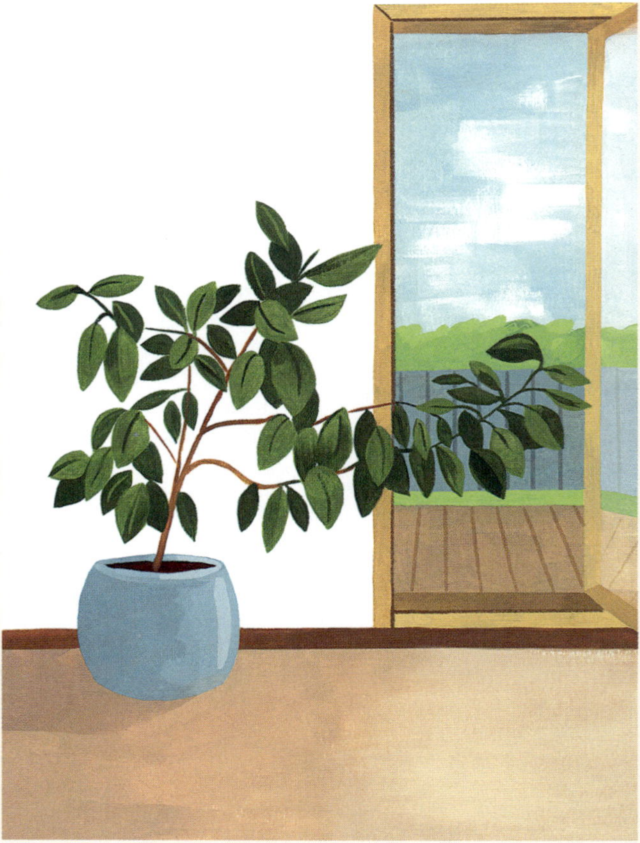

Ruhe und Frieden

Unsere moderne Welt ist voller überwältigender Sinnesreize. Unsere Augen werden von einer unglaublichen Vielzahl unterschiedlicher Eindrücke bombardiert, die alle um unsere Aufmerksamkeit kämpfen. In unserem Zuhause sind wir von Industriegütern umgeben, die oft für jede Menge Durcheinander und Unordnung sorgen. Die Tatsache, dass es eine ganze Industrie gibt, die sich mit der Organisation und der Beseitigung von Unordnung im Haushalt beschäftigt, zeigt, dass wir tatsächlich von allem zu viel haben. Draußen, in der Stadt, sieht es nicht anders aus. Neonschilder, Plakate und andere Formen der Werbung drängen uns, etwas zu kaufen oder zu tun. Überall ist Text, der unseren Geist auf Trab hält. Beton und Stahl zeugen von unserer Fähigkeit zu bauen und zu erschaffen, haben uns jedoch ziemlich weit von der Natur entfernt. Unsere Reizüberflutung beschränkt sich aber nicht nur auf visuelle Eindrücke. Allzu oft umgibt uns zusätzlich eine Kakofonie aus Sirenen, Verkehr, Musik, Geplapper und Maschinenlärm. Es ist also nicht überraschend, dass wir uns oft danach sehnen, einfach mal „aus allem rauszukommen". In solchen Momenten bedeutet das meistens eine Flucht in die Stille der Natur. Indem wir Pflanzen zurück in unser Zuhause bringen, laden wir eben diesen Frieden und diese Ruhe in unser Leben ein, ohne dafür irgendwo hingehen zu müssen.

Zimmerpflanzen sind eine preiswerte und klimaneutrale Möglichkeit, um unsere geplagten Sinne zu befrieden. Das sagt uns nicht nur der gesunde Menschenverstand. Wissenschaftliche Studien haben gezeigt, dass die Anwesenheit von Pflanzen Stress reduziert und die Gesundheit fördert. Wir können diesen

Zusammenhang auch ganz einfach mit unseren eigenen Sinnen erforschen: schöne Blätter ruhen unsere Augen aus, Duftpflanzen wie Jasmin oder Lavendel erfüllen unsere Räume mit betörenden Aromen, Pflanzen wie Basilikum oder Thymian können wir sogar schmecken und unsere Speisen mit ihnen würzen und so weiter. Sogar der Tastsinn wird belebt, wenn wir Blätter berühren oder mit Blumenerde arbeiten. Die gefiederten Blätter des Zier-Spargels kitzeln unsere Fingerspitzen, während sich das so treffend benannte Eselsohr flauschig und beruhigend anfühlt. Und wer hat sich nicht schon dazu verleiten lassen, einen Kaktus leicht zu drücken, um seine Piksigkeit zu überprüfen? Die Erde selbst stellt die haptische Erinnerung an die Natur dar.

Wann immer wir uns entspannen wollen, können wir uns daran erinnern, wie wichtig es für uns ist, unsere Pflanzen auf sinnliche Weise zu erleben. Statt Social Media zu nutzen und alle möglichen Videos anzuschauen, können wir uns dafür entscheiden, einen Farn umzutopfen oder die Ableger der Grünlilie in die Erde zu pflanzen. Danach werden wir wahrscheinlich überrascht feststellen, dass die Beschäftigung mit unseren Pflanzen im Vergleich zu den technologiebasierten Methoden der Stressreduzierung tatsächlich für mehr Entspannung sorgt. Die Lehre, die wir daraus ziehen? Lieber pflanzen statt posten, wenn wir uns wirklich entspannen wollen!

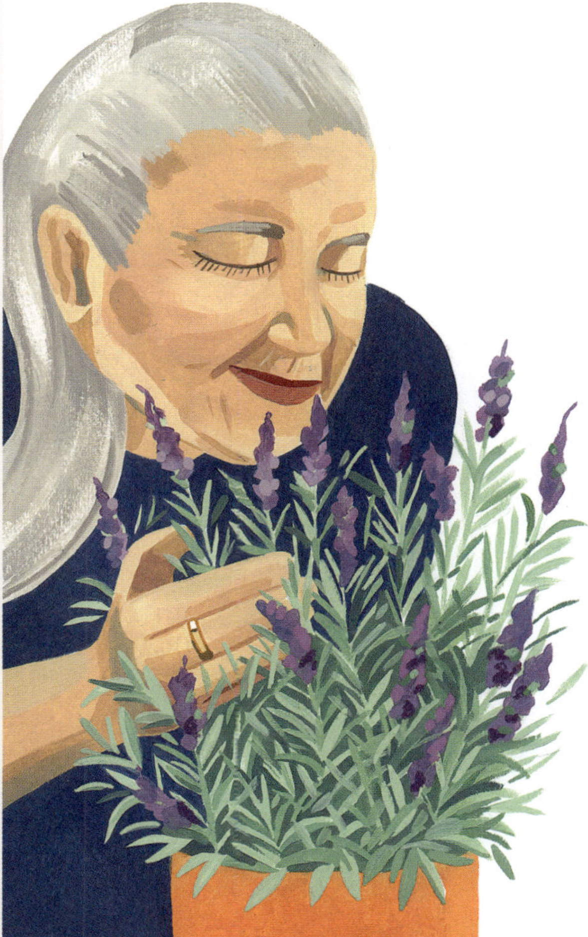

Freude und Begeisterung

Zimmerpflanzen laden zur Freude ein. Ob nun die schrullige Form von *Albuca spiralis* oder die bunten Blätter des Zebra-Ampelkrauts, Pflanzen kitzeln die Sinne und verknüpfen uns wieder mit der Natur. Es macht Spaß, sie an verschiedenen Orten in unserem Zuhause zu platzieren und zu sehen, wie sie unser Gefühl für den Raum verändern. Große Pflanzen wie die Elefantenohr-Feige oder das Köstliche Fensterblatt erinnern vielleicht an einen Wald oder Dschungel, während kleinere Pflanzen wie der Bonsai auf dem Schreibtisch oder in der Meditationsecke zur Reflektion einladen. Wenn wir Pflanzen im ganzen Haus platzieren, spüren wir der Frage nach: „Wie fühle ich mich dabei?" Und wenn wir dann die geeigneten Orte finden, fühlen wir uns glücklich und zufrieden.

Wir können dieses Gefühl der Wärme sogar noch verstärken, indem wir unseren Pflanzen Namen geben. Vielleicht erinnert uns ja ein gewisser Aspekt ihres Aussehens an jemanden - an „Onkel Rüdiger" zum Beispiel. Alternativ könnte eine Pflanze ein Merkmal besitzen, das uns zu einem liebevollen Spitznamen verleitet. Oder wir möchten bestimmte Tugenden oder Gefühle kultivieren, wie Freude oder Widerstandkraft. Wenn wir dies auf ein kleines Schildchen schreiben und in die Erde stecken oder am Topf befestigen, werden wir an diesen Wert erinnert und freuen uns, wenn wir sehen, wie er unter unserer Pflege wächst und gedeiht. Mit ein wenig Kreativität wird sicher jeder einen Namen finden, der ihm ein Lächeln ins Gesicht zaubert.

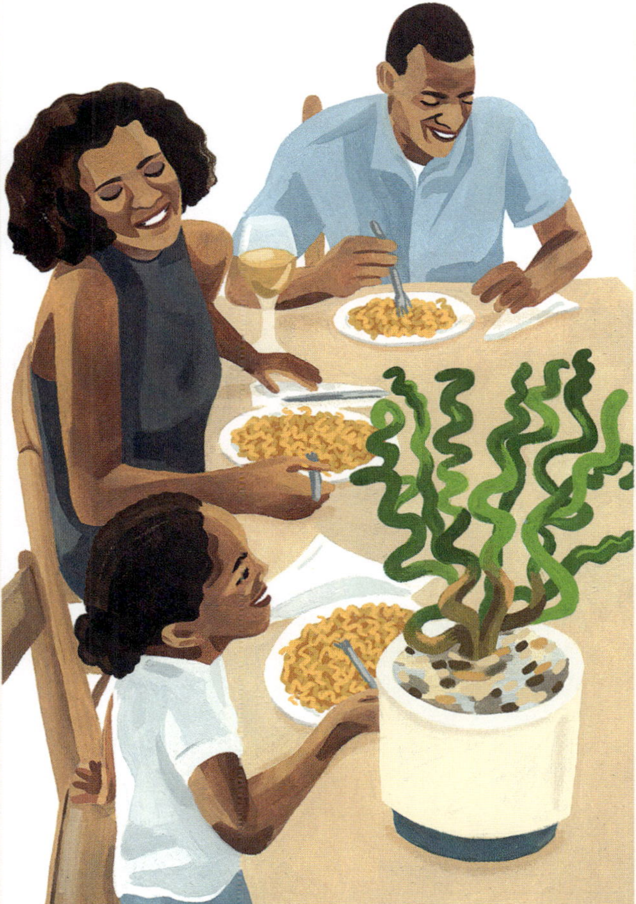

Akzeptanz und Stille

Ein zentraler Aspekt der Achtsamkeit ist die Akzeptanz unserer inneren Erfahrungen *im Hier und Jetzt*. Bevor wir in Aktion treten, müssen wir zunächst unsere innere Realität anerkennen, einschließlich unserer Gedanken, Gefühle und körperlichen Empfindungen. Das ist einfach, wenn wir das, was wir erleben, genießen, aber schwerer, wenn wir es nicht tun. Wenn wir zum Beispiel mit schwierigen Gefühlen kämpfen, wird uns Achtsamkeit als Übung dazu ermutigen, diese Gefühle zu akzeptieren.

Diese Art der Akzeptanz kann uns jedoch oft sehr schwerfallen. Unsere natürliche Reaktion ist, alles was schmerzhaft ist, zu vermeiden und uns an alles zu klammern, was angenehm ist. Wir mögen auf einer intellektuellen Ebene wissen, dass sich die Dinge ändern und dass dieser Reflex letzten Endes nur Unzufriedenheit mit sich bringt, und trotzdem wehren wir uns dagegen, diese Form der Wahrheit anzuerkennen. Wir suchen verzweifelt nach dem angenehmsten und schmerzfreiesten Dasein, auch wenn das unmöglich ist. Wenn wir ein bisschen Frieden finden, geht das oft langfristig auf Kosten unserer Gesundheit und unseres Wohlbefindens. Fernsehen, Einkaufen, Videospiele spielen und in den sozialen Medien surfen können kurzzeitig für Ablenkung sorgen, tragen aber letzten Endes wenig dazu bei zu lindern, was für uns wirklich schmerzhaft ist.

Zimmerpflanzen können uns dabei helfen, diese schwierigen Erfahrungen zu ertragen. Für eine empfindliche Pflanze wie die Mooskugel ist das vielleicht eine Formveränderung oder übermäßiges Licht. Aber welche Bedingungen sie auch immer erlebt, sie akzeptiert die Umstände und bleibt dem Wachstum verpflichtet. Diese Beharrlichkeit erlaubt es ihr, im Gleichgewicht zu bleiben. Auch bei anderen Pflanzen vollzieht sich das Wachstum auf natürliche und organische Weise, sogar in Stresssituationen: neue Blätter bilden sich aus, die Stängel verlängern sich und neue Triebe entstehen. Dieselbe Lektion können wir auch auf unsere eigenen Erfahrungen anwenden. Dürfen wir, wenn wir traurig sind, diese Traurigkeit zulassen? Ist es ok zu weinen? Eine Auseinandersetzung mit schwierigen Gefühlen bedeutet vielleicht, still dazusitzen und zuzulassen, was auch immer geschieht. Und darauf zu warten, dass sich die Dinge ändern (denn das tun sie immer). Wenn wir in der Lage sind, unsere inneren Erfahrungen zu akzeptieren, verspüren wir oft ein Gefühl von Freiheit, da es keinen Grund mehr gibt, sich der Realität zu widersetzen. Wenn wir also Schwierigkeiten begegnen, können wir uns erlauben, langsamer zu werden oder sogar innezuhalten. Wir können uns gestatten, uns dieser Erfahrung zu öffnen und darauf zu vertrauen, dass wir weiter wachsen werden.

Mühelosigkeit

Wenn wir einen Weg finden können, die ganze Bandbreite unserer inneren Erfahrungen zu akzeptieren, dann können wir auch danach streben, äußere Erfahrungen zu akzeptieren. Das taoistische Prinzip des Wuwei bietet hierfür einen Ansatz. Wuwei bedeutet, in Übereinstimmung mit dem natürlichen Fluss des Universums zu handeln, sodass unsere Handlungen letztlich mühelos werden. Wenn wir mit etwas kämpfen, handeln wir schon wider die Natur. In unserem Leben erfordert die Umsetzung des Wuwei viel Überlegung und Reflexion. Wir müssen die Umstände genau in Augenschein nehmen. Welche sind in dieser Situation relevant und wichtig zu berücksichtigen? Was sind die wahrscheinlichen Konsequenzen in Bezug auf die Maßnahmen, die wir ergreifen können? Indem wir Fragen wie diese beantworten und in Übereinstimmung mit der Realität handeln (und nicht danach, wie wir glauben, dass die Dinge sein sollten oder wie wir sie uns wünschen), wird unser Handeln umso einfacher. Angenommen, wir wählen eine Pflanze für unser Zuhause. Dann fangen wir an, indem wir einen Ort für sie suchen. Bekommt sie dort viel Sonne? Ist die Heizung zu nah? Im nächsten Schritt können wir uns die Beschreibungen der Pflanzen auf diesen Karten hier durchlesen. Welche Pflanze scheint für diese Stelle geeignet? Wir können sogar über uns selbst als Pflegende nachdenken. Neigen wir dazu, unsere Pflanzen zu vernachlässigen? Falls ja, dann wäre eine dankbare Pflanze wie die Jerichorose die Richtige für uns. Oder überwässern wir? Dann ist der Glücksbambus eine gute Wahl. Wenn wir alle Informationen gesammelt haben, können wir eine Pflanze wählen, die unsere Pflege mühelos macht, weil

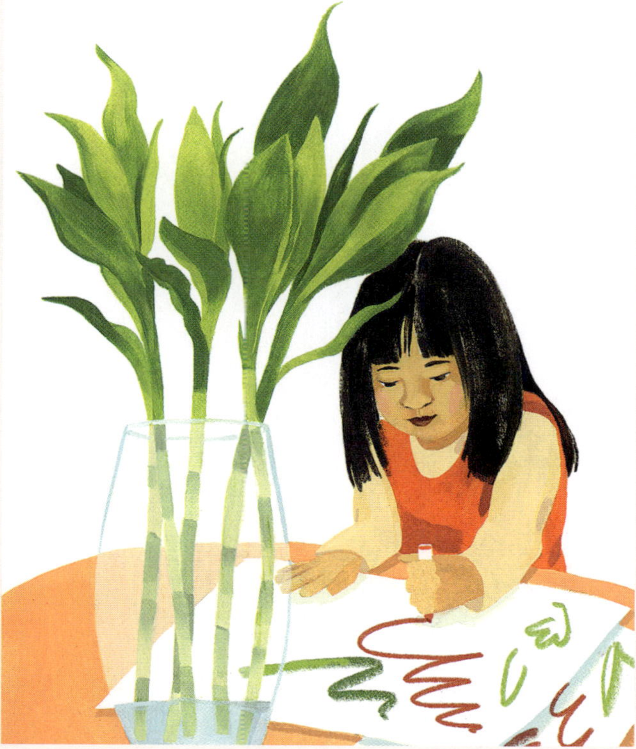

sie gut zum Raum und zu uns passt. Die Erfahrung wird also viel befriedigender sein als ein Kampf um das Überleben einer Pflanze in einer unwirtlichen Umgebung oder der Versuch, unsere eigenen Gewohnheiten zu ändern.

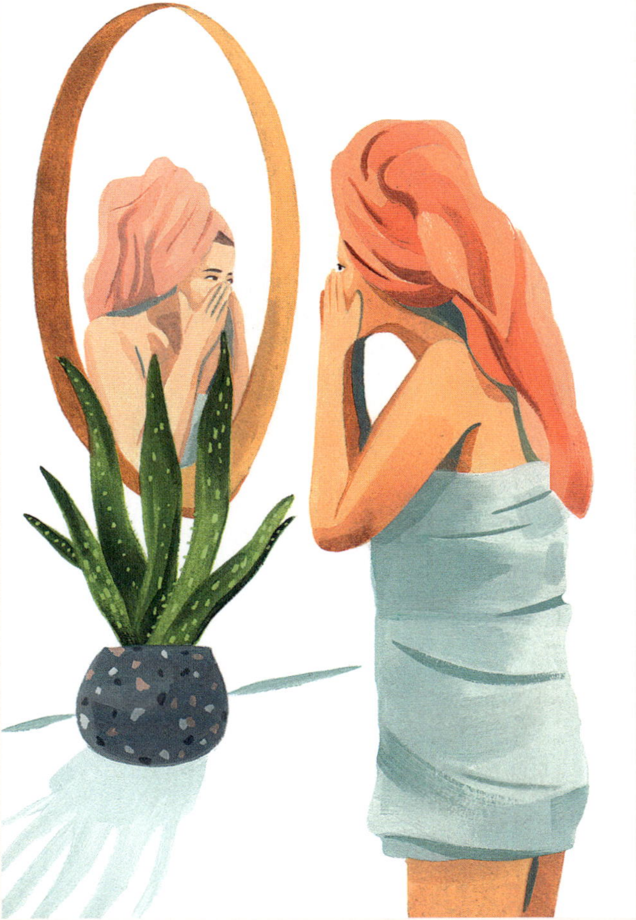

Im Hier und Jetzt leben

Auch wenn wir immer wieder den Rat bekommen, „im Hier und Jetzt zu leben“, fällt es vielen schwer, sich von Gedanken an die Vergangenheit oder die Zukunft zu befreien. Wir neigen dazu, über die Ereignisse des vergangenen Tages nachzudenken oder zu planen, was wir morgen tun wollen. Im ungesunden Extremfall fangen wir sogar an, angesichts dessen, was wir getan oder eben nicht getan haben, unsere Vergangenheit zutiefst zu bedauern. In ähnlicher Weise kann eine ungewisse Zukunft dazu führen, dass wir uns ängstlich oder unsicher fühlen, und besorgt sind über das, was kommen mag.

Da Zimmerpflanzen die Fähigkeit fehlt zu denken (zumindest so, wie wir es verstehen), leiden sie auch nicht unter unseren psychischen Qualen. Sie verharren in stiller Meditation und denken weder über die Zukunft noch über die Vergangenheit nach. Sie leben im Augenblick und konzentrieren sich auf die Atmung und Umwandlung von Sonnenlicht in Energie. Anders betrachtet leben sie einfach und erlauben es den inneren Prozessen, sich natürlich zu entfalten. Wenn wir uns von ihnen inspirieren lassen, können wir auch versuchen, „ganz Pflanze zu sein“. Wann immer wir einen Moment der Ruhe brauchen, können wir uns fragen: „Was würde die Aloe Vera tun?“ Die Antwort ist ganz einfach: stillsitzen, atmen, sein und die Welt um sich herum beobachten.

Liebe

Liebe ist nicht nur Nehmen - sie ist auch Geben. Wenn wir uns um Pflanzen kümmern, geben wir ihnen Wasser, Erde, Nährstoffe und Licht. Im Gegenzug tragen Pflanzen auf vielfältige Weise zu unserem Wohlbefinden bei. Wir können uns im Sinne einer reinen Transaktion um unsere Pflanze kümmern, aber wir können auch eine liebevollere Beziehung zu ihnen aufbauen, indem wir die Vorteile einer wechselseitigen Beziehung genießen und Gefühle von Wärme und Zärtlichkeit erleben. Selbst der notwendige und einfache Akt des Gießens umfasst eine Vielzahl kleiner Schritte, von denen jeder einzelne in der Praxis Liebe und Sorgfalt widerspiegeln und veranschaulichen kann: eine Gießkanne finden, sie mit Wasser füllen (und dabei auf die richtige Temperatur achten), und schließlich das Gießen selbst. Während jeder dieser kleinen Handlungen können wir die Einstellung hinter dem, was wir tun, überprüfen. Schütten wir das Wasser einfach grob hinein - ohne die Wurzeln wirklich zu erreichen - oder achten wir ehrfürchtig auf jede unserer Bewegungen? Wenn diese Pflanze ein geliebtes Familienmitglied wäre, würden wir dann etwas anders machen? Vielleicht könnten wir dann diesen einfachen Akt der Pflege für diese Pflanze stellvertretend als eine Art höhere Berufung betrachten - als Einladung, das Geistige im Alltäglichen zu sehen. Indem wir uns selbst herausfordern, über den Gedanken der mechanischen Abwicklung oder Transaktion hinauszugehen, können wir die Liebe und Hingabe schätzen lernen, die für die Pflege von anderen und uns selbst notwendig sind.

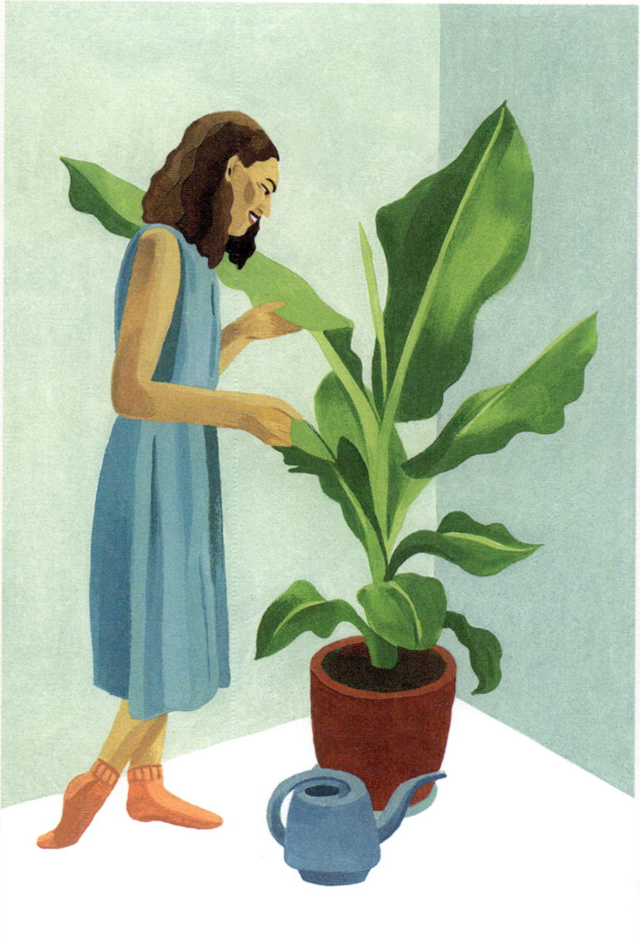

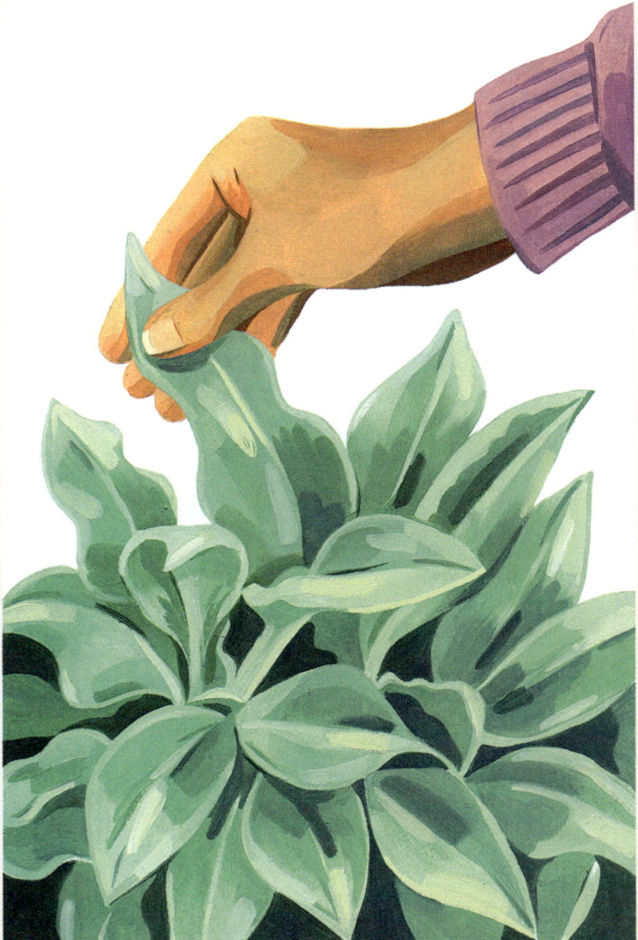

Loslassen und festhalten

Zimmerpflanzen haben keinen Besitz. Sie schleppen auch keinen psychologischen Ballast mit sich herum. Sie haben nur ihre physische Präsenz. Dennoch müssen auch sie ab und an loslassen, z. B. ihre Blätter. Stress und Krankheit können dazu führen, dass sie ihre Blätter verlieren, um die Gesundheit der gesamten Pflanze zu erhalten. Alternativ können sich die Blätter auch verfärben und im Wechsel der Jahreszeiten oder aufgrund von Temperaturveränderungen fallen. Im einen Fall geht es um das Loslassen angesichts einer Bedrohung, im anderen Fall um das Loslassen von Dingen, die aufgrund sich verändernder Umstände nicht länger benötigt werden.

Beide Situationen bieten eine wertvolle Lektion. Wenn wir mit etwas Schmerzlichem kämpfen, können wir vielleicht einen Weg finden, loszulassen. Vielleicht erkennen wir, dass uns diese Schwierigkeiten ebenso wenig definieren wie ein einzelnes Blatt die ganze Pflanze? Dann können wir loslassen und gleichzeitig an der Stabilität und Gesundheit unseres Selbst festhalten. In ähnlicher Weise können wir auch Dinge fallen lassen, die wir nicht länger brauchen. Nicht aus einer schmerzhaften Erfahrung heraus, sondern aus der Erkenntnis, dass uns etwas in dieser Zeit unseres Lebens nicht mehr dienlich ist. Wir können z. B. alte Kleider oder Meinungen „loslassen". Allerdings ist es wichtig, dass wir weiterhin an den guten Dingen festhalten. Wir lassen nicht alles von uns oder unserem Leben fallen – Bäume, die im Herbst ihre Blätter fallen lassen, verlieren ja auch nicht ihren Stamm. So können wir auf das verzichten, was nicht länger hilfreich oder notwendig ist, und das Gute und Gesunde nähren.

Mitgefühl

Auch wenn es auf Instagram anders aussieht, Pflanzen sind nicht immer gesunde, blühende Organismen. Manchmal werden sie krank. Sie können von Milben oder Pilzen befallen sein oder unter den negativen Auswirkungen einer Über- oder Unterwässerung leiden (in der Regel handelt es sich übrigens um eine Überwässerung). Da sie ihre Bedürfnisse nonverbal mitteilen, müssen wir ihrer Krankheit besondere Aufmerksamkeit schenken und über das, was wir beobachtet haben, nachdenken, um ein Gegenmittel zu bestimmen. Wenn zum Beispiel Bogenhanf verwelkt, welkt er noch viel schneller, wenn wir Wasser hinzufügen, da er an Wurzelfäule leidet und trockengelegt werden muss. Und wenn wir klebrige „Tautropfen" an unserem Zitronenbaum bemerken, werden wir wahrscheinlich bei genauerem Hinsehen Blattläuse entdecken. Wie immer geht es darum, dem Leiden Beachtung zu schenken und nicht wegzusehen. Dasselbe Prinzip gilt auch für unsere Beziehungen zu anderen Menschen - wir müssen Verständnis für ihr Leiden entwickeln. Schließlich können wir nicht wirklich helfen, wenn wir nicht genau erkennen, was vor sich geht.

Wenn wir also das Leiden unserer grünen Freunde sehen, sind wir dazu angehalten, auf eine fürsorgliche und mitfühlende Weise zu reagieren und uns um alles zu kümmern, was in dieser Zeit der akuten Not notwendig ist. Wir können Medikamente, Dünger, Pflanzenschutzmittel oder die richtige Menge an Wasser bereitstellen. Oder gar keins. Die Pflanze könnte auch an einem Übermaß an Pflege, wie Überwässerung, leiden, und braucht einfach Zeit zum Trocknen. Manchmal wuseln wir einfach zu viel um unsere Pflanzen herum, und sie brauchen eine Pause von uns (das Phänomen tritt übrigens auch bei Menschen auf). Ihnen eine Weile kein Wasser zu geben bedeutet aber nicht, sie komplett zu ignorieren. Auch auf die Gefahr hin, dass es sich albern anhört, wenn wir einfach „Ich bin für dich da" oder „Ich kümmere mich um dich" sagen, sagen wir ihr damit, dass wir sie nicht vergessen haben. Aber nicht nur das, es kann auch unsere Denkweise ändern. Wir können die Pflege unserer Pflanze als Aufgabe betrachten, die täglich von unserer To-do-Liste gestrichen werden muss, oder wir erkennen, dass unser Handeln in der Absicht gründet, dass wir uns liebevoll den Leiden eines anderen Wesens annehmen möchten. Manchmal braucht es nur einen Perspektivwechsel.

Unsere Erfahrung mit Zimmerpflanzen geht über das Ein- oder Umtopfen und Gießen hinaus. Ihre Anwesenheit in unserem Zuhause führt uns zurück in die Natur und erinnert uns so an unsere Verbindung zur Erde. Wenn wir also ein bisschen Freude oder einen kleinen Auftrieb benötigen, brauchen wir uns nur unseren blättrigen Freunden zuzuwenden, und schon fühlen wir uns „pflanzenreich".

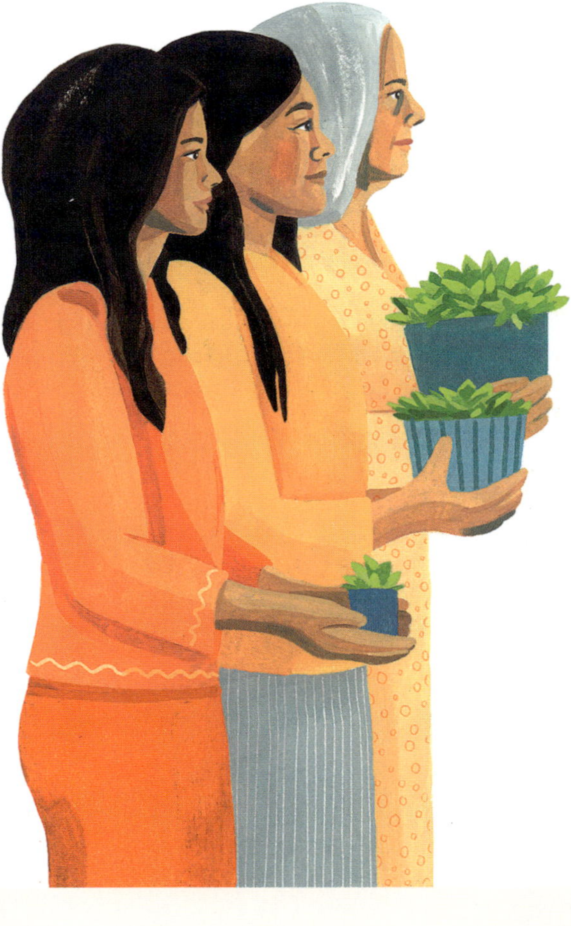

Über die Autoren

Booklet-Text von Dr. Jonathan Kaplan

Dr. Jonathan Kaplan ist klinischer Psychologe und ein international anerkannter Experte für Achtsamkeit. Zudem ist er ein Liebhaber von Zimmerpflanzen. Er lebt mit seiner Frau, 2 Kindern, 2 Katzen und seinem Zier-Spargel namens Rhonda in New York City.

Karten-Texte von Julie Rose Bower

Julie Rose Bower ist Künstlerin und Schriftstellerin und arbeitet derzeit an ihrer Promotion. Ihre Forschung beschäftigt sich mit Performance, Körper und Ökologie. Sie lebt in Hackney, London, umgeben von Pflanzen.

Illustrationen von Grace Helmer

Grace Helmer wurde in Brighton geboren und lebt in London. Sie ist Illustratorin und Künstlerin. Ihre verspielten und farbenfrohen Kompositionen fangen das Gefühl des Entdeckens ein, das wir empfinden, wenn wir irgendwo zum ersten Mal zu Besuch sind, und zelebrieren die Schönheit des Alltäglichen.

Laurence King Verlag GmbH
Jablonskistr. 27, 10405 Berlin
www.laurencekingverlag.de

Magma für Laurence King

Mit Dank an Eleni Caulcott, Giorgia Chiarion, Philip Contos, Jessica Spencer, Jessica Todd, Anne Vogel-Ropers

Konzept und Design von Mylène Mozas
Übersetzung von Frederik Kugler

LAURENCE KING

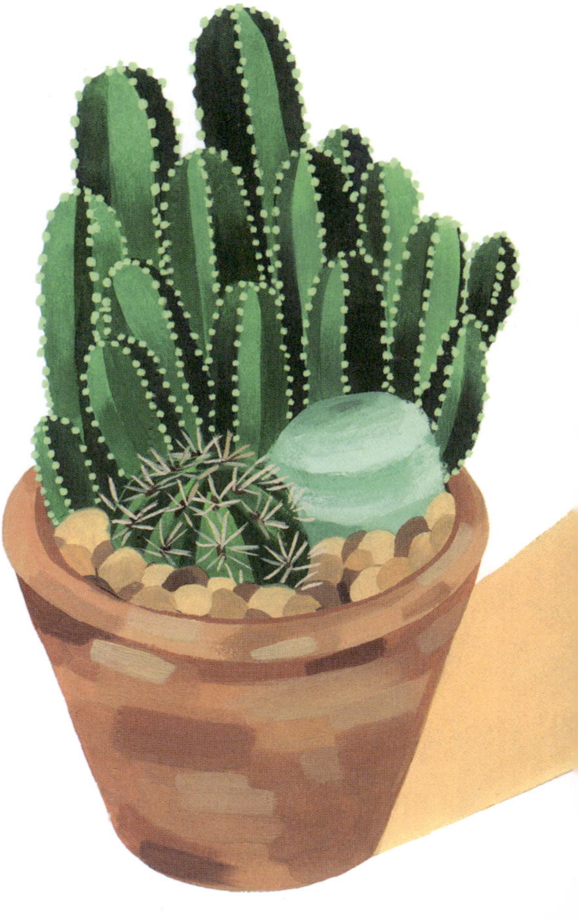

Eine Pflanze reich an Affinität

Cereus repandus

Kaktusgewächse sind robust und pflegeleicht, gedeihen aber am besten in der Gruppe. Zusammen erzeugen sie positive Effekte, so wie wir aus unserer Affinität zu Gleichgesinnten Kraft schöpfen.

Diese ungewöhnliche Art bietet sich aufgrund ihrer trichterförmigen Blüten, die sich nachts öffnen und morgens wieder schließen, als wundervolle Ergänzung einer jeden Kakteensammlung an.

Ebenso ungewöhnlich ist, dass sie essbare Früchte produziert, die von außen vollkomen glatt und apfelähnlich sind, aber von innen wie Drachenfrüchte aussehen und ein weißes, mit schwarzen Samen gesprenkeltes Fruchtfleisch enthalten.

WAS DEINE PFLANZE TUN KANN

gedeiht gut in der Gruppe

trichterförmige Blüten

WAS DU TUN KANNST

gut wässern, dann trocknen lassen, im Winter weniger gießen

viel Licht im Winter, schattiger Standort im Sommer

Kaktuserde

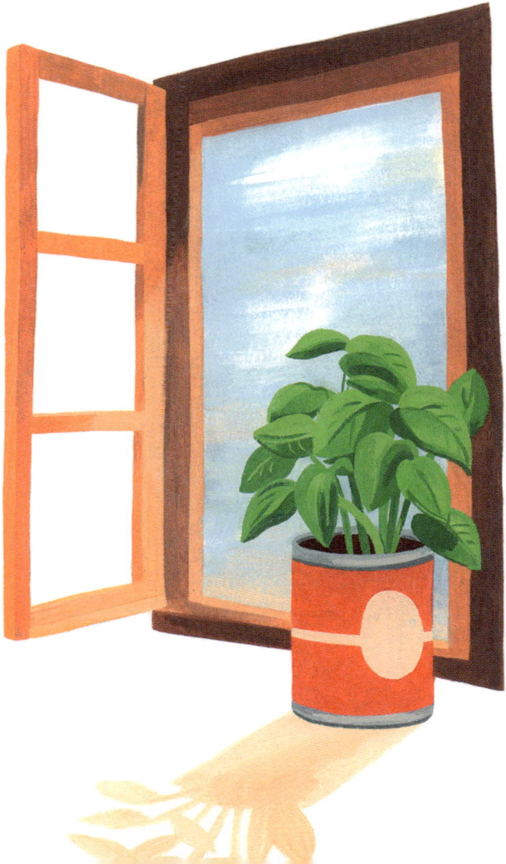

Eine Pflanze reich an Schutz

Basilikum

Basilikum lässt sich gut an Türen und Fenstern positionieren, um einen würzig duftenden Puffer gegen Mücken und Fliegen zu schaffen.

Zitronenbasilikum und der buschige, rot geäderte Zimtbasilikum gelten als die besten Sorten für einen wirksamen, natürlichen Mückenschutz.

Ein heranwachsender Basilikum duftet betörend nach Anis, Rose, Thymian und Nelke und ist eine hervorragende Alternative, wenn man auf die alte Schutzpraxis des Räucherns mit Rosmarin- oder Salbeibündeln verzichten möchte.

WAS DEINE PFLANZE TUN KANN

natürlicher Insektenschutz

duftet intensiv

Küchenkraut

WAS DU TUN KANNST

regelmäßig einnebeln

direktes Sonnenlicht

einjährige Pflanze – jedes Jahr ersetzen

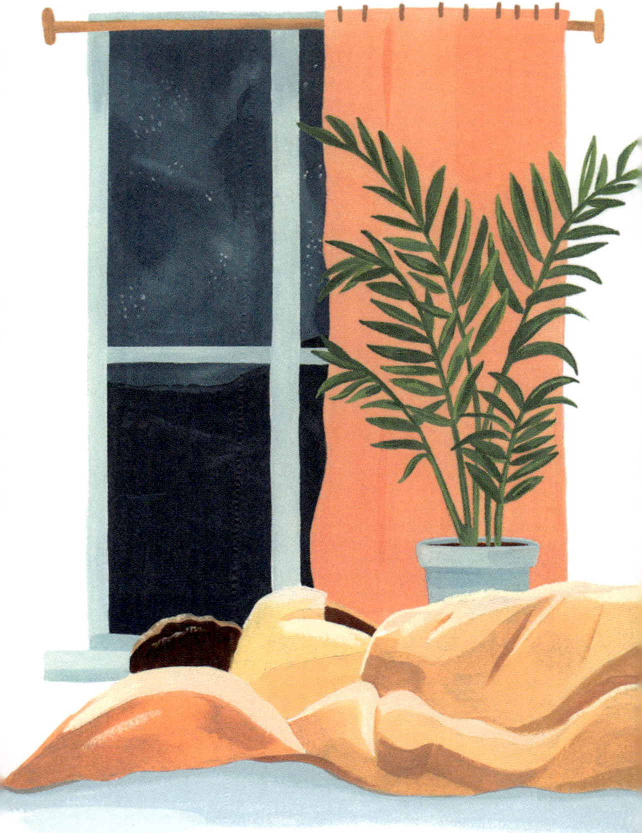

Eine Pflanze reich an Ruhe

Areca-Palme

Diese Mitbewohnerin hilft dir, besser und länger zu schlafen. Sie wird auch Goldfruchtpalme genannt und sorgt für goldene Träume.

Wenn der Mond am Nachthimmel steht, ist sie mit dir im Einklang, atmet dein CO_2 ein und den Sauerstoff, den du benötigst, um tiefer zu schlafen, aus.

Im Winter erfrischt dieser natürliche Luftbefeuchter die trockene Heizungsluft, und im Sommer sorgen ihre gelben Blütenrispen für zusätzlichen Sonnenschein und verbinden uns morgens beim Aufwachen mit der Jahreszeit.

WAS DEINE PFLANZE TUN KANN

Luftbefeuchter/-reiniger

ruhiger Schlaf

bunte Blüten

WAS DU TUN KANNST

subtropisch – viel Feuchtigkeit, aber nicht überwässern

viel Licht

nährstoffreiche, feuchte Erde

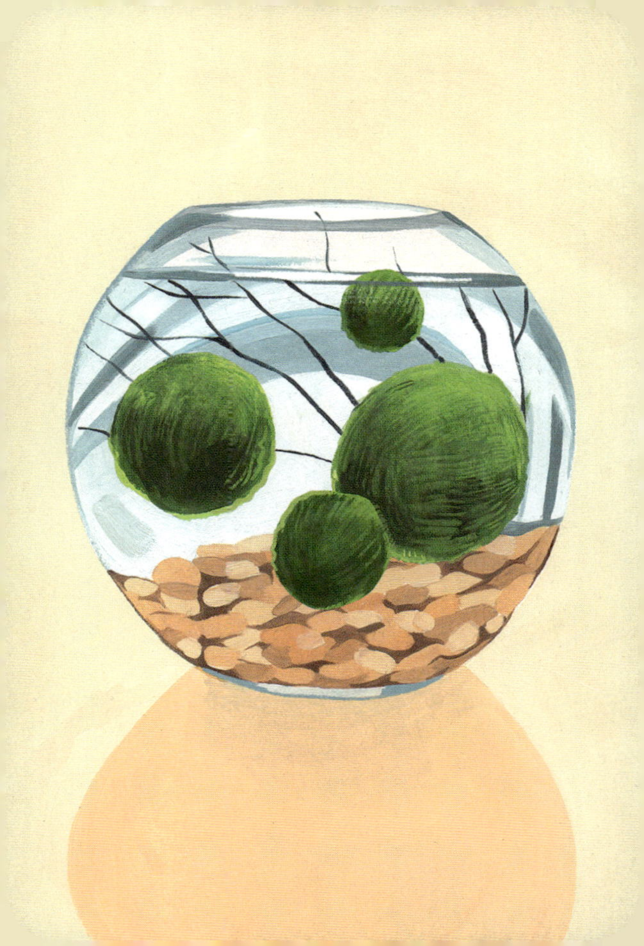

Eine Pflanze reich an Gelassenheit

Mooskugel

Diese Zimmerpflanze ist eine Meditationshilfe, um uns mit entfernten Orten zu verbinden.

Als Kugelform existiert sie weltweit vor allem in zwei Seen: dem isländischen Mývatn-See und dem japanischen Akan-See. Sie kann aber auch im heimischen Aquarium oder Teich vorkommen.

In der freien Natur rollt diese kugelförmige Alge gelassen über den Seeboden. In unserem Zuhause treibt sie im Wasser und damit in ihrem eigenen Raum. Sie ist empfindlich und reagiert unwillig auf übermäßige Störungen, Sonnenlicht und Berührungen. Sie zeigt uns die Grenzen auf, die wir setzen müssen, um unsere eigene innere Widerstandsfähigkeit zu fördern.

WAS DEINE PFLANZE TUN KANN

hilft beim Meditieren

seltenes Exemplar

empfindlich

WAS DU TUN KANNST

ins Wasser tauchen

indirektes Licht

benötigt keine Erde

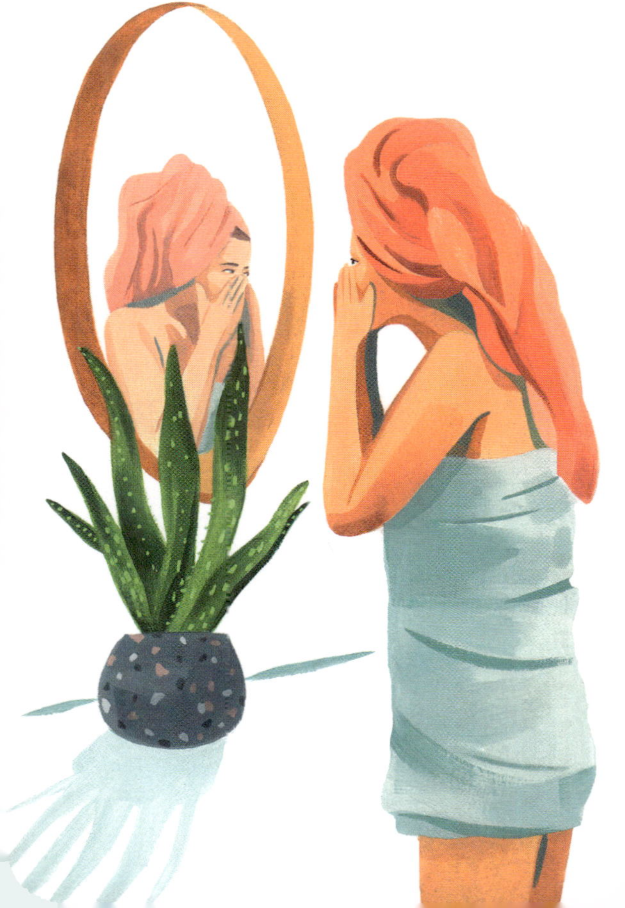

Eine Pflanze reich an Linderung

Aloe Vera

Diese Pflanze berührt und heilt. Ihre Finger sind voll kühlendem Gel, das direkt vom Blatt auf die Haut aufgetragen wird, um kleinere Verbrennungen, Schürfungen und Schnitte schnell zu lindern.

Sie ist auch eine effektive Feuchtigkeitspflege, hydriert unsere Haut und hat einen entzündungshemmenden, immunstärkenden Effekt.

Aloen können auch zum Teil der Architektur unseres Zuhauses werden, wenn wir sie auf der Küchenfensterbank, auf der Frisierkommode oder dem Badezimmerschrank platzieren. Sie können uns dabei helfen, beruhigende Rituale für unseren Körper in unseren Tagesablauf zu integrieren.

WAS DEINE PFLANZE TUN KANN

heilt leichte Verbrennungen und Schürfungen

effektive Feuchtigkeitspflege

immunstärkend

WAS DU TUN KANNST

von unten gießen, Boden zwischen dem Gießen trocknen lassen

viel Licht

bevorzugt Erde aus Granitsplittern, Perlit oder grobem Sand

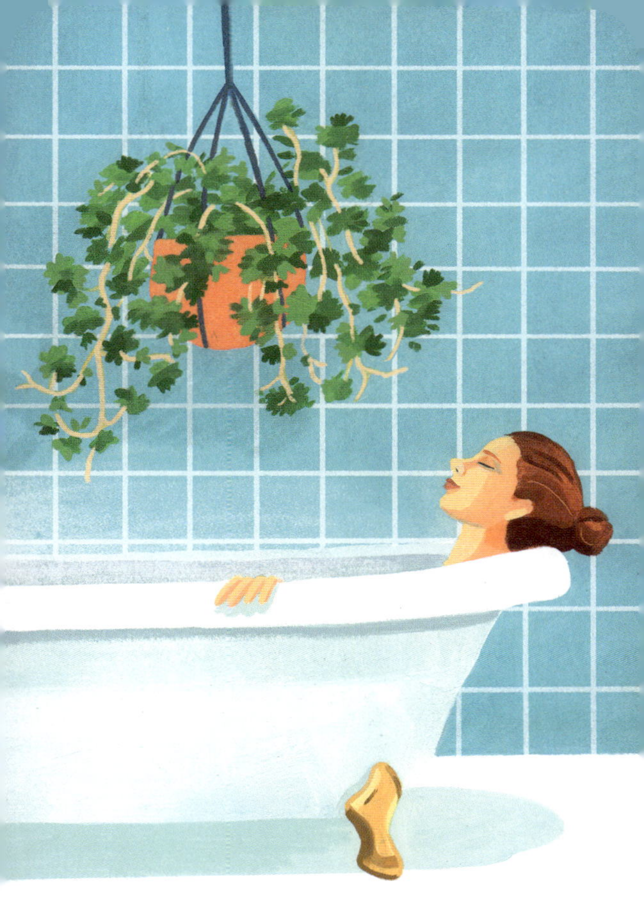

Eine Pflanze reich an Reinigungskraft

Gemeiner Efeu

Diese immergrüne Kletterpflanze hat Ranken, die sich um ein Gestänge winden und eine lebendige, atmende Wand bilden können, um unerwünschte Partikel aus der Luft zu ziehen.

Sie wird zunehmend zur Reduzierung der Luftverschmutzung in Städten eingesetzt und kann in unserem Zuhause dazu beitragen, die in einigen Reinigern enthaltenen aggressiven Chemikalien und den Schimmel, der mit diesen Mitteln entfernt werden soll, herauszufiltern.

Efeu wächst an Außenwänden oder in Wäldern, wo er Baumstämme umschlingt, aber er begrünt auch schnell unsere Innenräume.

WAS DEINE PFLANZE TUN KANN

immergrün

Luftfilter

reduziert Schimmel

WAS DU TUN KANNST

mag es gern feucht

schattig bis halbschattig

unkompliziert, entwässernde Erde ist am besten

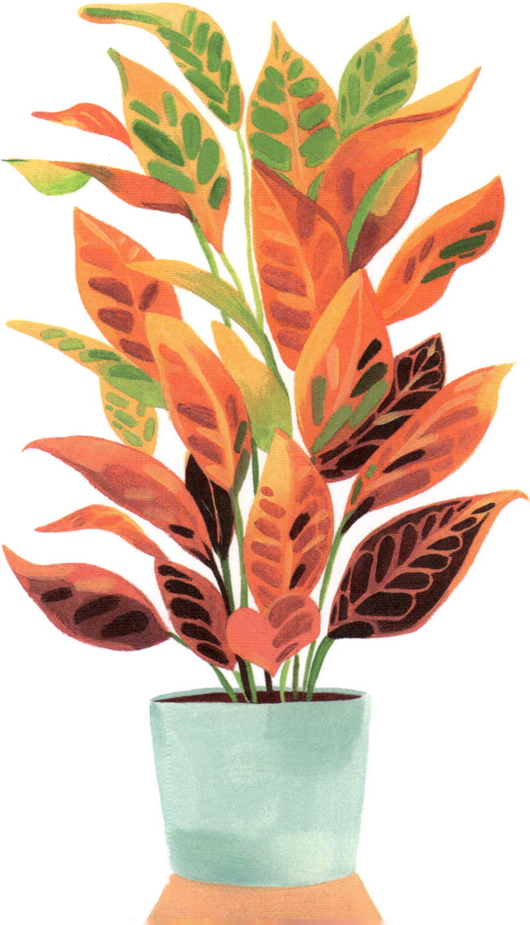

Eine Pflanze reich an Subtilität

Kroton

Der Kroton, auch Wunderstrauch genannt, liefert ein Feuerwerk an Farben: Rot, Grün, Kupfer, Orange, Gelb, Braun, Pink, Elfenbein und und und.

Das unverwechselbare Muster seiner Blätter reagiert auf Lichtverhältnisse, während sein vielgestaltiger Charakter bei jeder Betrachtung zu neuen Beobachtungen und Erkenntnissen einlädt.

Befindet sich der Kroton an einem sonnigen, ihm genehmen Ort, kann es sein, dass er lange Sprossen mit vielen winzigen, sternförmigen Blüten ausbildet, die uns kurz in ihren Bann ziehen, bevor sie wieder verblühen. An dieser Zimmerpflanze schätzen wir ihren Farbreichtum, der so vielfältig ist wie die Erfahrungen, die wir machen.

WAS DEINE PFLANZE TUN KANN

kräftige Farbpalette

sternförmige Blüten

stark variierendes Blattmuster

WAS DU TUN KANNST

viel Feuchtigkeit

helles, indirektes Licht

gut entwässernde, nährstoffreiche Blumenerde

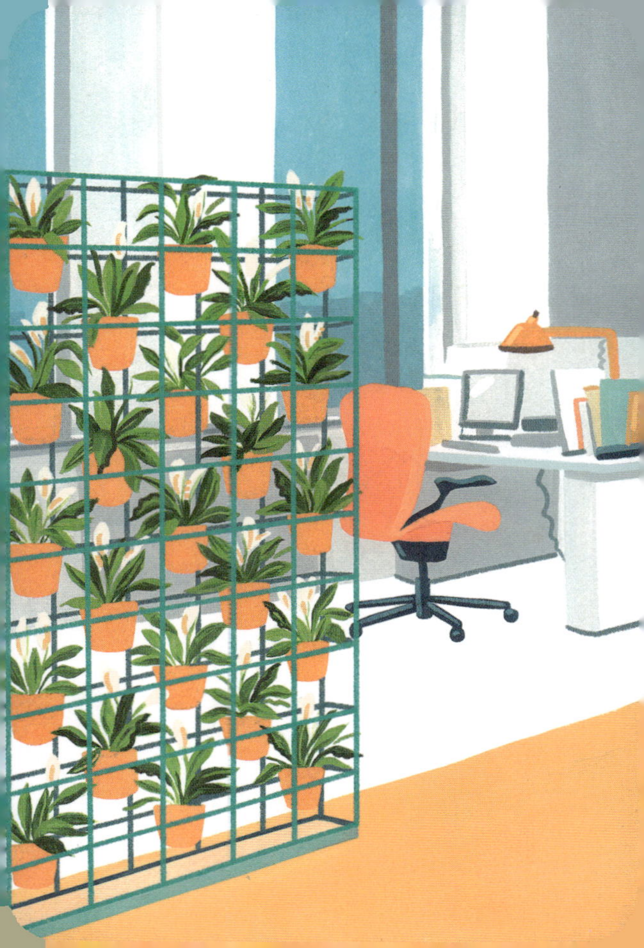

Eine Pflanze reich an Absorbtionskraft

Friedenslilie

Diese Pflanze vom Boden des Regenwaldes hat dank ihrer breiten, dicken Blätter gutes schallabsorbierendes Potenzial.

Sie wächst natürlich im gefilterten Licht am Fuße mächtiger Bäume unter dem Dach des Regenwaldes und schluckt die Vibrationen vieler kleiner und großer Lebewesen in gemeinschaftlichen Arbeitsräumen.

Hängende Blätter sind ein Zeichen dafür, dass sie Wasser braucht. Gib ihr am Ende des Tages den Rest aus dem Wasserglas von deinem Schreibtisch, und ihre munteren, hellwachen Blätter werden dich, wenn du am nächsten Morgen zurück zur Arbeit kommst, zu neuer Konzentration anregen.

WAS DEINE PFLANZE TUN KANN

schluckt Geräusche

üppiges Blattwerk

lebender Raumteiler

WAS DU TUN KANNST

lässt die Blätter hängen, wenn sie Wasser benötigt

mittelhell ist ideal, wenig Licht geht aber auch

normale Blumenerde

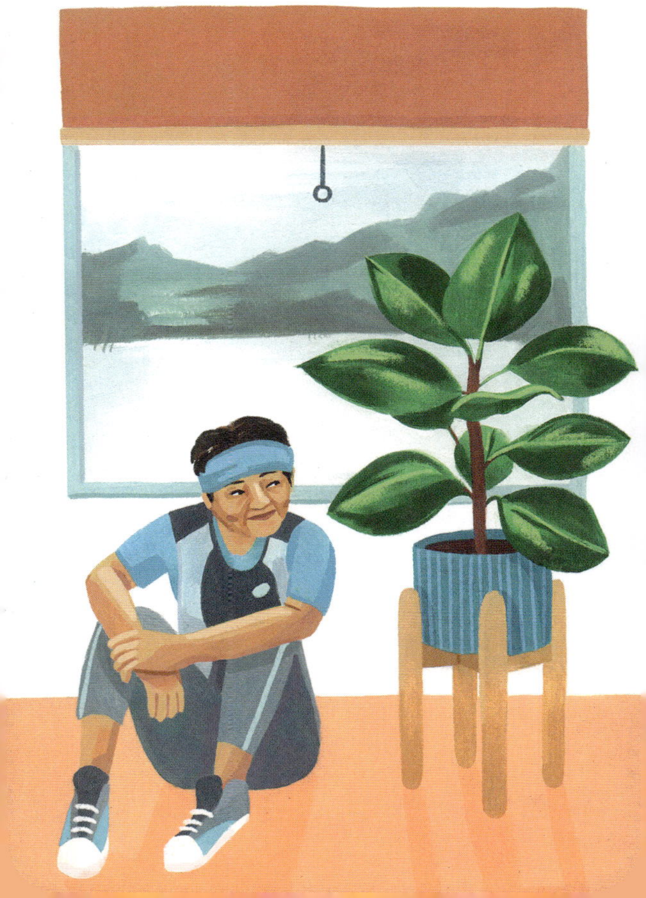

Eine Pflanze reich an Widerstand

Gummibaum

Der Gummibaum zeigt seine Widerstandsfähigkeit, indem er auf den richtigen Bedingungen besteht, unter denen er gedeihen kann. Er ist eine robuste Pflanze mit großen, dicken Blättern, die so glänzend und perfekt sind, dass sie fast wie Plastik aussehen.

Diese zähe Pflanze kommuniziert klar ihre Bedürfnisse: Wenn ihre Blätter versengt sind, möchte sie weniger Sonne; wenn die unteren Blätter fallen, möchte sie mehr. Wenn wir Fäulnis riechen, gießen wir zu viel, wenn ihre Blätter herunterhängen, zu wenig.

Diese Fähigkeit - zu kommunizieren, was man braucht - zeigt uns, wie wichtig es ist, unsere eigenen Bedürfnisse zu erkennen und sie anderen mitzuteilen, um langfristig zu gedeihen.

WAS DEINE PFLANZE TUN KANN

robust und widerstandsfähig

Blätter wie gemalt

ausdauernd

WAS DU TUN KANNST

regelmäßig gießen

helles Licht

Dünger verwenden

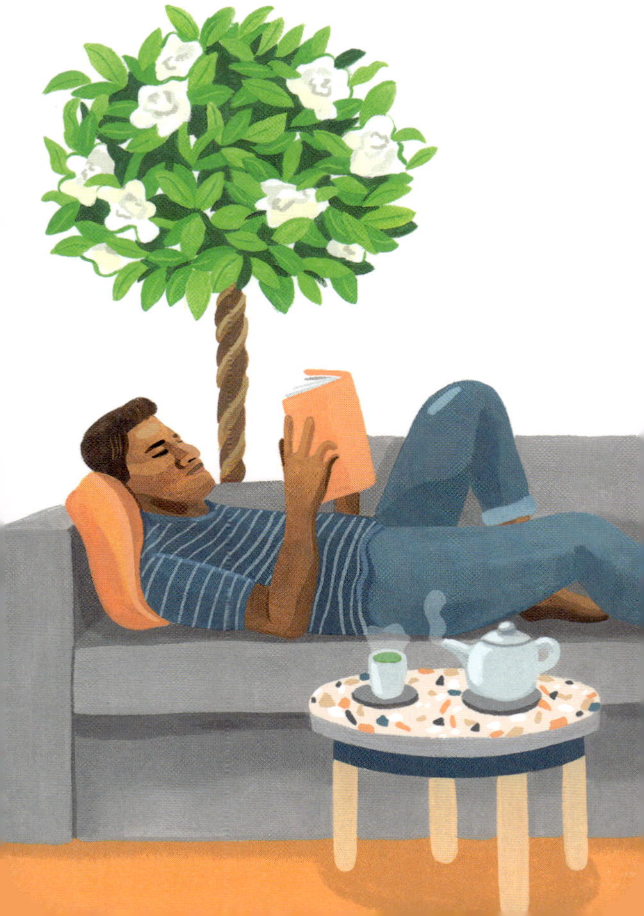

Eine Pflanze reich an Erkenntnis

Gardenie

Die schönen, cremeweißen Blüten der Gardenie verströmen einen schweren Duft, der die Erholung wirksam fördert, zum Innehalten und tief Durchatmen einlädt und Ängste und Anspannung lindert.

Die Duft-Power der Gardenie spricht auch andere Pflanzen und Blumen an und macht sie auf ihre unmittelbare Umgebung aufmerksam. Ihr Duft dringt über Sensoren in die Blätter anderer Pflanzen ein und stärkt ihre Abwehrkräfte, indem er über die Anwesenheit von Blattläusen und anderen Schädlingen informiert.

WAS DEINE PFLANZE TUN KANN

intensiver Duft

verträgt sich gut mit anderen Pflanzen

WAS DU TUN KANNST

feucht halten

helles Licht, aber keine direkte Sonne

bevorzugt leicht saure Erde wie Rhododendronerde

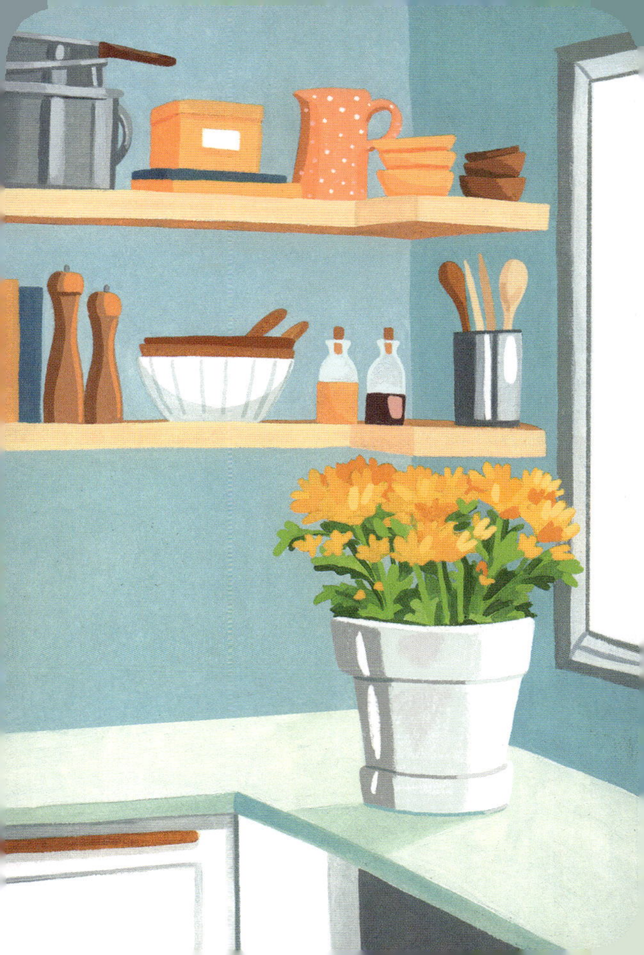

Eine Pflanze reich an Detox

Chrysantheme

Die Anwesenheit einer Garten-Chrysantheme - eine der effizientesten luftreinigenden Pflanzen - hilft uns beim Entrümpeln und bei der Neuausrichtung.

Zu viele Verpackungen, neues Mobiliar und eine übertriebene Raumpflege sind nur einige der Faktoren, die zu einem Gefühl der Beunruhigung über die Giftstoffe in unserer Umgebung beitragen können.

Eine blühende Chrysantheme spielt eine aktive Rolle, wenn wir eine häusliche Umgebung mit weniger schädlichen Giftstoffen schaffen, und erinnert uns daran, sorgfältig abzuwägen, was wir in unser Zuhause bringen.

WAS DEINE PFLANZE TUN KANN

Luftreiniger

helle Blüten

mehrjährige Pflanze

WAS DU TUN KANNST

großzügig gießen

direktes Sonnenlicht

feuchte, nährstoffreiche, gut entwässernde Erde

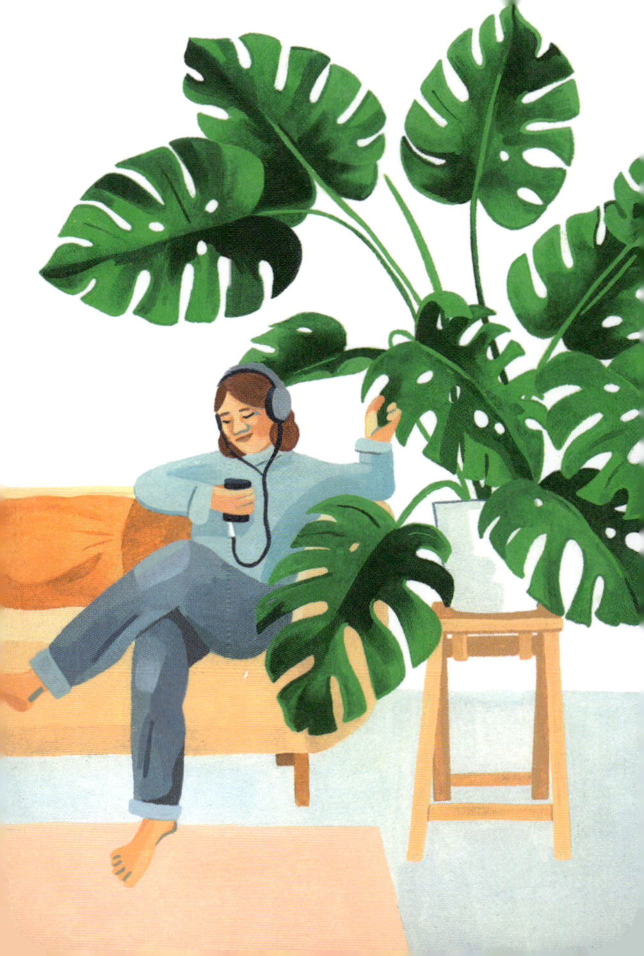

Eine Pflanze reich an Gesellschaft

Köstliches Fensterblatt

Die *Monstera deliciosa* hat eine Präsenz, die man kaum ignorieren kann. Sie wächst schnell und neigt dazu, riesig zu werden.

Ihre Blätter sind löchrig wie ein Schweizer Käse und entfalten sich so schnell, dass sie jedes Gefühl von Einsamkeit vetreiben, wenn man ihnen beim Wachsen zusieht.

Sie kann auch zum guten Freund unserer anderen Pflanzen werden und deren Bedürfnis nach mehr Grün stillen. Ihre Stecklinge gedeihen besonders gut auf einer hellen, sonnigen Fensterbank und sorgen so rasch für Geborgenheit und ein angenehmes Regenwald-Feeling.

WAS DEINE PFLANZE TUN KANN

wächst schnell

einzigartig geschlitzte Blätter

lässt sich leicht vermehren

WAS DU TUN KANNST

vor dem Gießen oberflächlich trocknen lassen

schattiger Standort in hellem Raum

gut entwässernde Erde - Perlit oder Sand hinzufügen

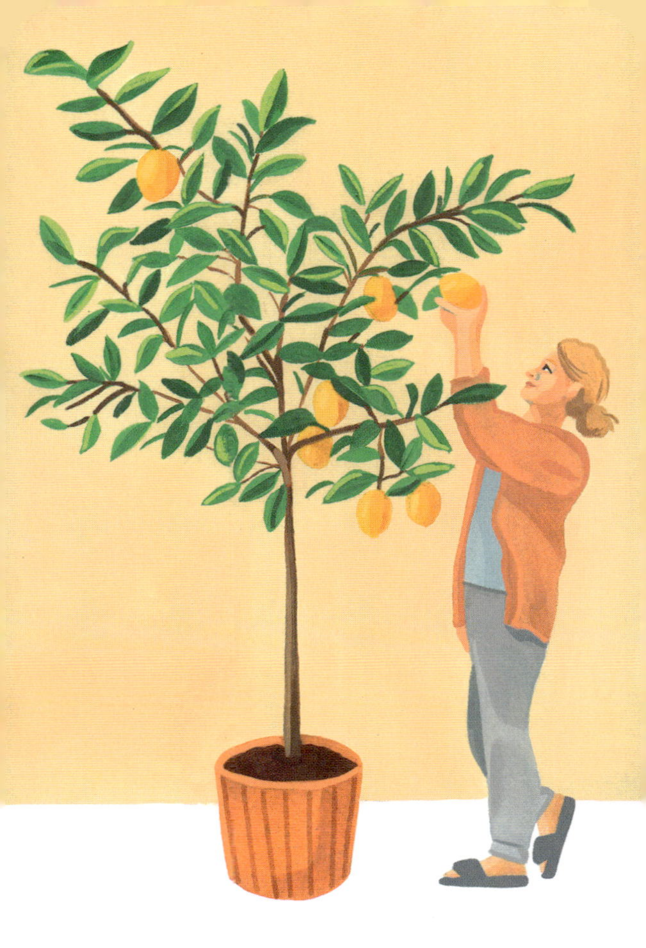

Eine Pflanze reich an Symbiose

Zitronenbaum

Der Zitronenbaum ist ein Beispiel für eine Pflanze, die gut auf natürlichen Pilzbefall reagiert.

Die Zugabe eines lebendigen Mykorrihzapilzes in den Topf befähigt die Zitruspflanze, die Nährstoffe im Boden besser aufzunehmen. Durch den Einsatz dieses nicht-chemischen Düngers wird ein symbiotischer Organismus eingeführt, der die Pflanze verdeckt stärkt und ihr dabei hilft, frei von Krankheiten zu bleiben, was wiederum unser Bewusstsein für das Bedürfnis der Menschen nach Unterstützung durch andere fördert.

Wenn wir eine Zitrone vom Baum pflücken und einen Schnitz in unser Getränk geben, verbindet er uns mit den unsichtbaren Arten, die aktiv unter der Oberfläche arbeiten.

WAS DEINE PFLANZE TUN KANN

essbare Früchte

erfrischender Duft

erinnert an wechselseitige Beziehungen

WAS DU TUN KANNST

mag Feuchtigkeit, Boden daher feucht halten

mindestens 8 Sonnenstunden am Tag

regelmäßig düngen

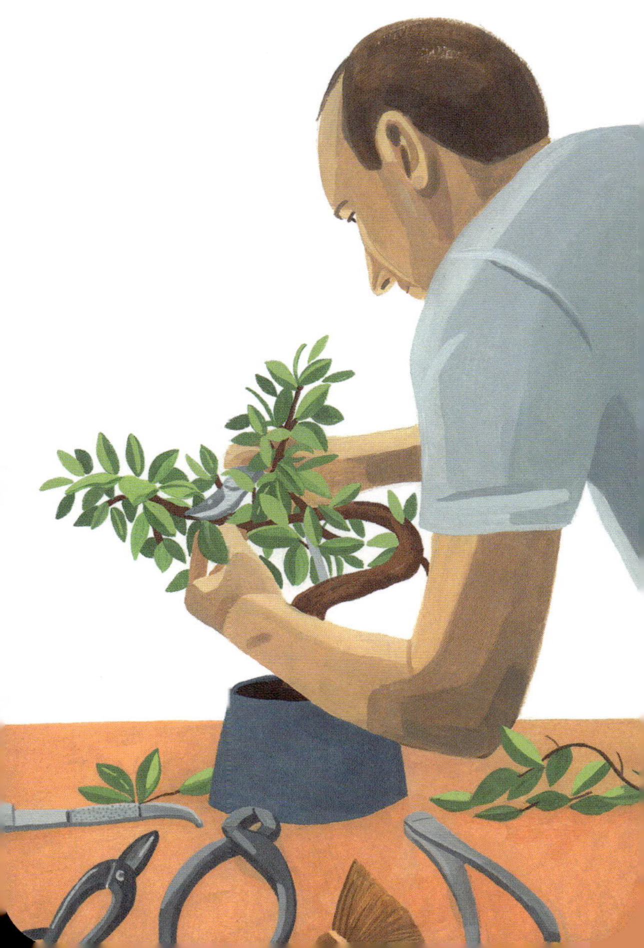

Eine Pflanze reich an Klarheit

Bonsai

Diese Miniaturpflanze vesorgt uns in unserer Mikropraxis der konstanten Selbstverbesserung mit regelmäßigen Momenten der Klarheit.

Das Spezialwerkzeug, das man für den Bonsai benötigt – Astschere, Wurzelkralle und Konkavzange – geben der Pflanze Form und helfen, eine komplizierte Aufgabe in einfache Teile zu zerlegen.

Ihr Miniatur-Wurzelsystem erfordert jeden Tag eine kleine, gezielte Aktion. Sich um jeden Teil der Pflanze zu kümmern, hilft im Gegenzug, Ängste abzubauen und unseren Blick auf die Details zu schärfen.

WAS DEINE PFLANZE TUN KANN

interaktive Pflanze

Baum im Miniaturformat

sorgt für mehr Präzision

WAS DU TUN KANNST

täglich wässern, um den Wurzelballen feucht zu halten

viel Licht, aber keine direkte Sonne

benötigt Dünger aufgrund geringen Nährstoffgehalts in kleinen Töpfen

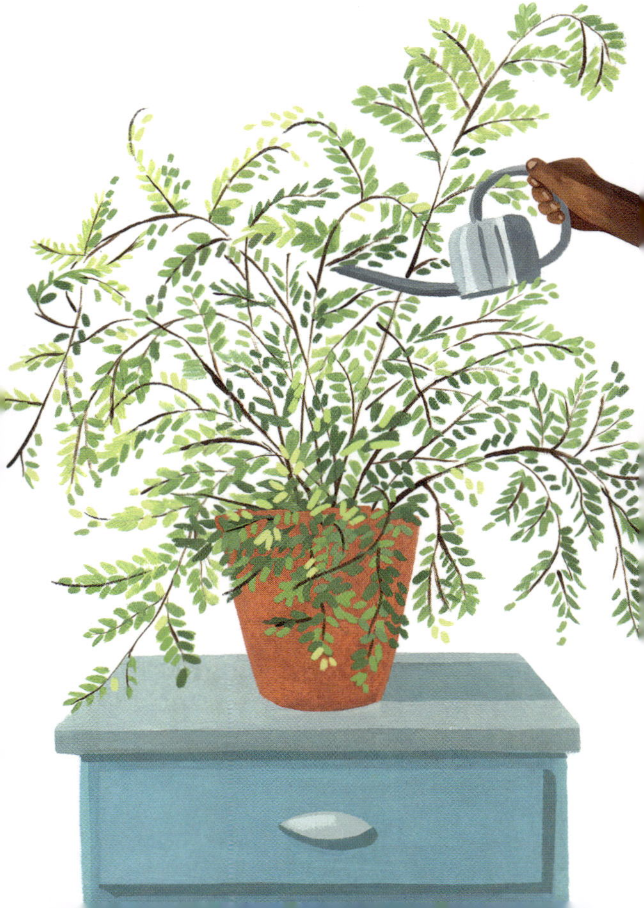

Eine Pflanze reich an Erfrischung

Zier-Spargel

Der anmutige Zier-Spargel ist am glücklichsten, wenn wir ein feuchtes Mikroklima schaffen, das im Gegenzug auf natürliche Weise unser Zuhause befeuchtet.

Halte die Pflanze von Heizgeräten fern und stelle sie auf ein Kiesbett in einem Übertopf. Gieße sie indirekt von unten, damit sich ein Pool bilden kann, der allmählich zu einer erfrischenden Nebelwolke verdunstet.

Die Feuchtigkeit wird die fleischigen Wurzeln schützen, die luftigen, fedrigen Wedel nähren und unsere Augen sowie Hals und Haut vor dem Austrocknen schützen.

WAS DEINE PFLANZE TUN KANN

Luftbefeuchter

fedrige Wedel

attraktiver Flor

WAS DU TUN KANNST

feucht halten, aber nicht nass

helles, gefiltertes Licht

gut entwässernde Blumenerde

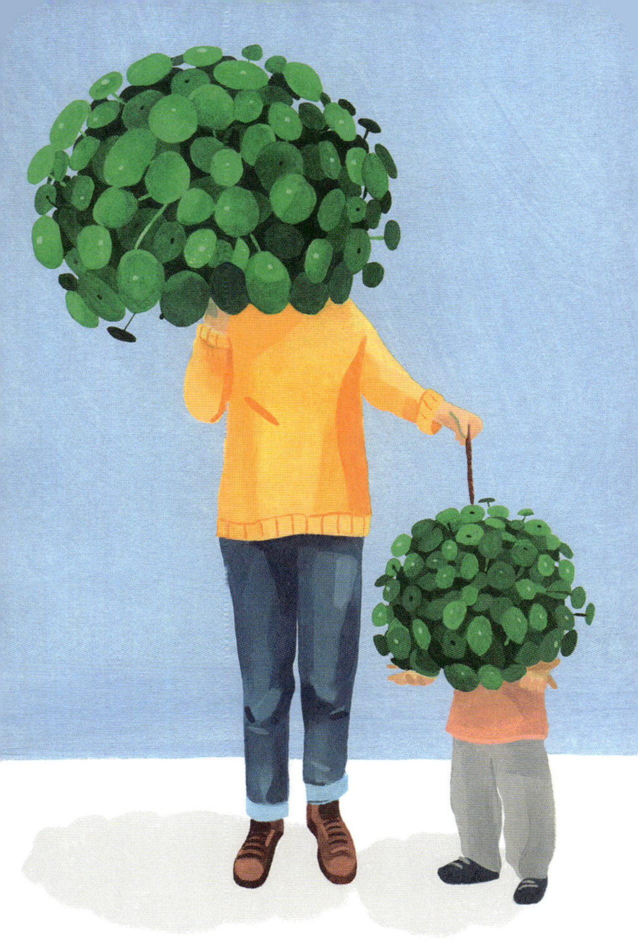

Eine Pflanze reich an Gemeinsamkeit

Pilea peperomioides

Diese Pflanze eignet sich hervorragend zum Teilen. Geformt wie eine Kuppel mit Blättern, die wie Seerosenblätter aussehen, bildet sie unterirdische Ausläufer aus, die zu Schößlingen austreiben.

Warte ab, bis der Schößling 5 bis 7 cm groß ist, vollziehe einen sauberen Schnitt und richte den Ausläufer neu aus, damit er den Weg zurück zur Oberfläche findet. Durch das Umtopfen und Weitergeben können wir nun bewusst die Kunst des Teilens üben.

Schon bald werden viele deiner Freunde das Vergnügen haben, selbst eine *Pilea* in ihrem Zuhause willkommen heißen zu dürfen und in den Genuss des Teilens zu kommen.

WAS DEINE PFLANZE TUN KANN

Pflanze zum Teilen

charakteristische, runde Blätter

WAS DU TUN KANNST

vor dem Gießen trocknen lassen

helles, indirektes Licht

mag gut entwässernde Bodenmischungen

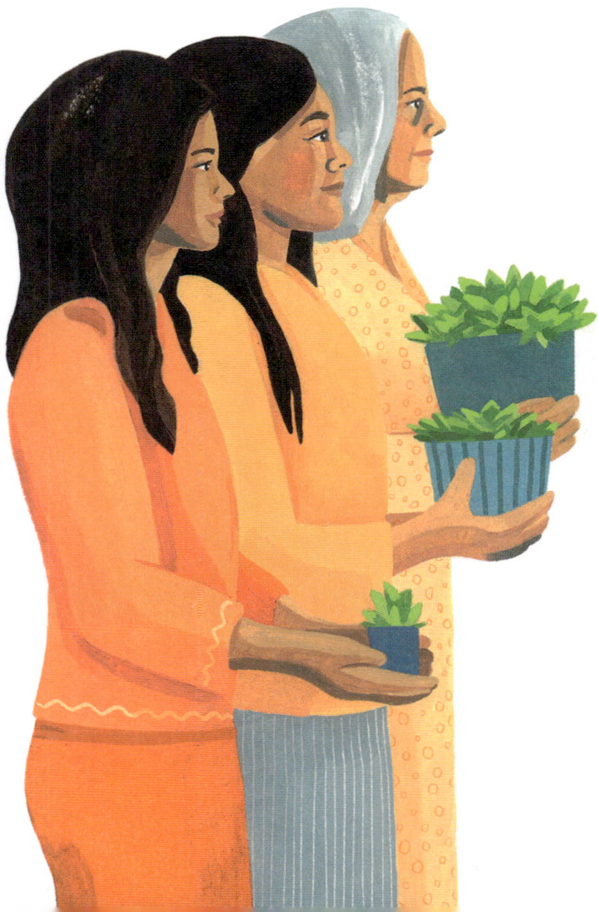

Eine Pflanze reich an Ewigkeit

Hauswurz

Der Hauswurz hat eine gefällige geometrische Form, die sich wie eine Fibonacci-Spirale aus ihrem Zentrum herauszwirbelt und diese schöne Sukkulente dazu anregt, immer neue Blätter aus ihrer Mitte wachsen zu lassen.

Dieses Muster wiederholt sich sogar bei der bewussten Vermehrung als Geschenk für geliebte Menschen: ihre Ableger schaffen ein Vermächtnis von Zimmerpflanzen, das sehr befriedigend sein und über Generationen Bestand haben kann.

So lässt sich die Pflanze mittels eines einfachen Blatt- oder Stielstecklings schnell vermehren und ein ganzes Netzwerk an Pflanzen aufbauen, das einen gemeinsamen Pflegeknoten in seinem Zentrum hat: uns.

WAS DEINE PFLANZE TUN KANN

geometrische Form

einfach zu vermehren

gut zum Teilen

WAS DU TUN KANNST

Kaktusgewächs – wenig gießen

direktes Sonnenlicht bis Halbschatten

bevorzugt steinigen Boden

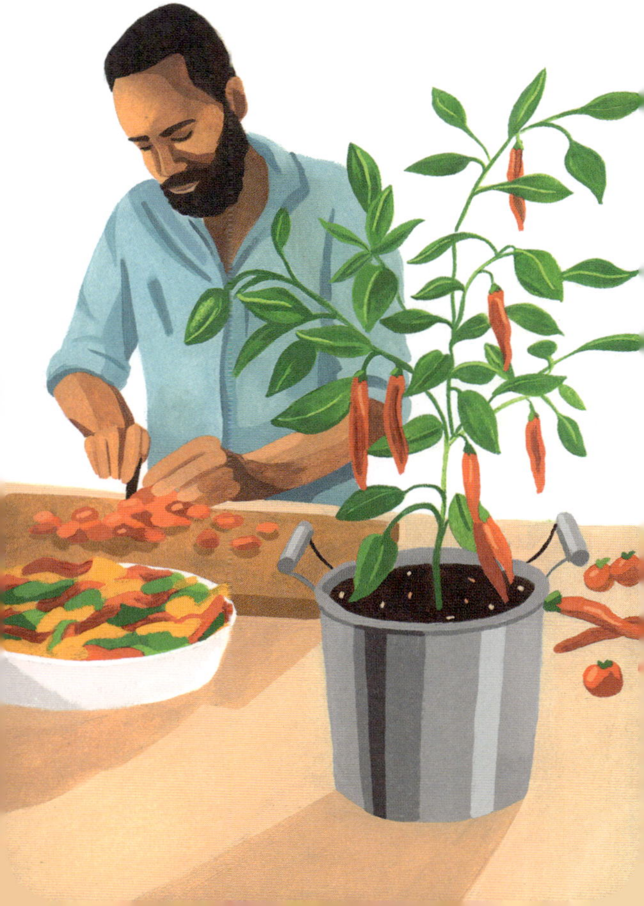

Eine Pflanze reich an Genuss

Roter Paprika

Eine Pflanze zu züchten, die blüht und schließlich Früchte trägt, ist ein langsames Vergnügen, das uns jeden Bissen genießen lässt, wenn wir endlich dazu kommen, sie zu kosten.

Wenn wir zusehen, wie sich die kleinen Paprikaschoten eine nach der anderen rot verfärben und sie bis zur Reife pflegen, pflücken und verzehren wir sie mit der Befriedigung desjenigen, der seinen Boden selbst bestellt.

Als Erzeuger schätzen wir jede einzelne Frucht, und die Erinnerung an Aussehen, Geruch, Haptik und Geschmack der letzten Ernte macht Appetit auf ein neues Jahr voller Sinnesfreuden.

WAS DEINE PFLANZE TUN KANN

Zufriedenheit beim Anbau eigener Lebensmittel

essbare Früchte

WAS DU TUN KANNST

gut gießen, aber nicht tränken

sonniges Fensterbrett (Südseite)

in der Wachstumsphase leicht düngen

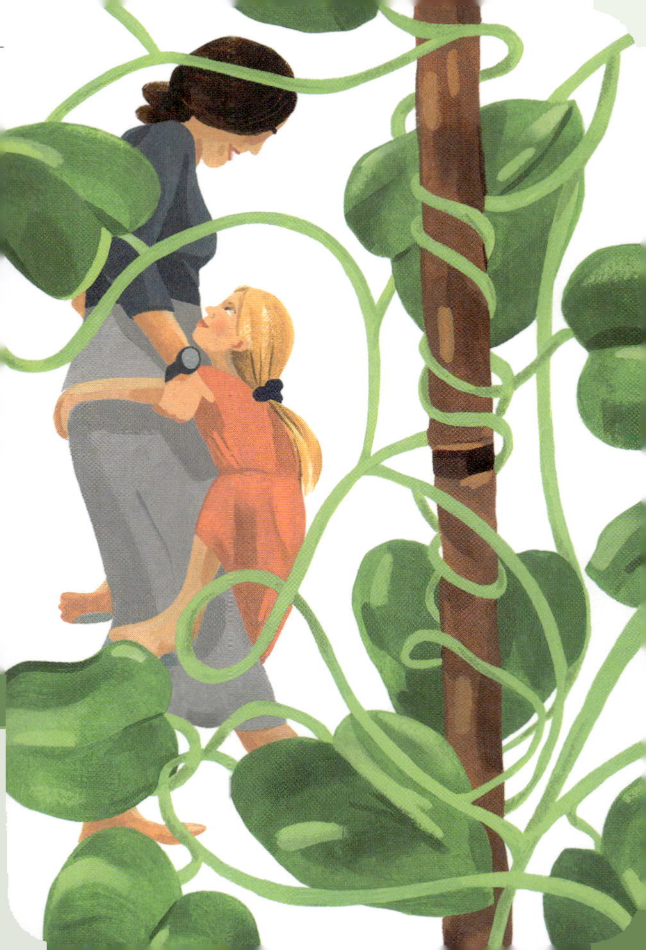

Eine Pflanze reich an Unterstützung

Erbse

Der Anbau von Erbsen in Innenräumen lehrt uns, wie wichtig eine sanfte und zugleich entschlossene Unterstützung für das Wachstum sein kann.

Erbsenranken haben eine Art Tastsinn, der sie dazu bewegt, während des Reifens an einer Struktur emporzuklettern. Die hohen Stöcke oder die gitterartige Stütze eines Spaliers verleihen ihnen Kraft und ein positives Umfeld für ihr Wachstum.

Wenn wir die Ranken sanft um eine Struktur führen, können wir beobachten, wie sich die zarten Triebe um die Stütze winden. Und wenn wir entschlossen einzelne Triebe entfernen, um das Wachstum der anderen zu fördern, werden wir feststellen, dass wir alle mit der richtigen Unterstützung wachsen und gedeihen können.

WAS DEINE PFLANZE TUN KANN

klettert gerne

essbare Früchte

reaktives Wachstum

WAS DU TUN KANNST

zweimal die Woche gut gießen

sonnige Fensternähe

Blumenerde, angereichert mit nährstoffreicher Komposterde

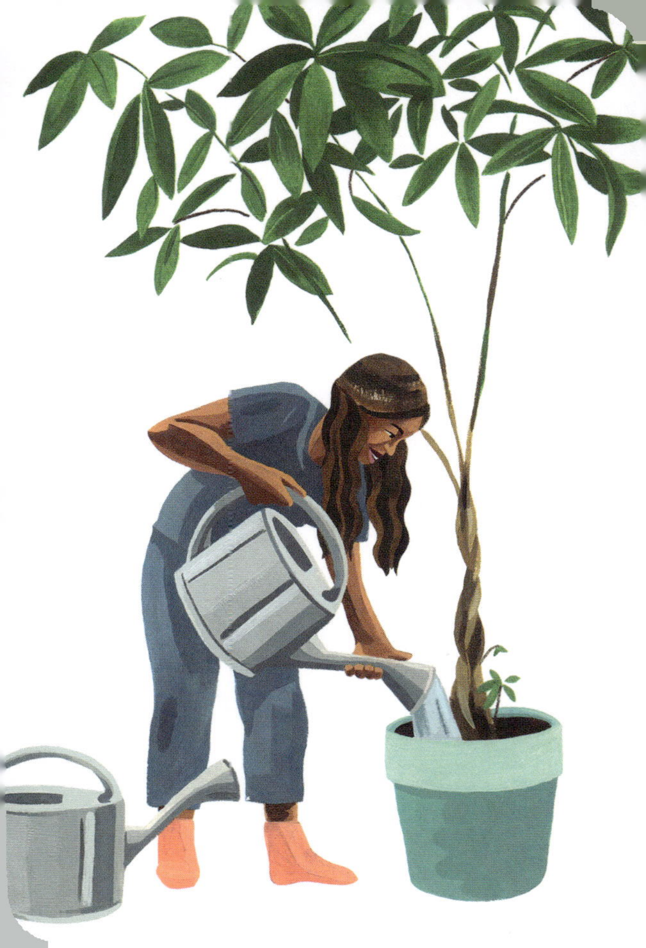

Eine Pflanze reich an Dankbarkeit

Avocado

Ein Avocadobäumchen ist ein Füllhorn an Dankbarkeit. Es wird zwar nie Früchte tragen, demonstriert aber, wie unendlich viel Wasser diese Pflanze braucht.

Iss eine Avocado und behalte ihren schönen, herzförmigen Kern. Hänge ihn mit der Spitze nach oben in eine Tasse mit Wasser und stütze ihn mit Zahnstochern ab. Nach einiger Zeit wird der Kern keimen und sich eine Pfahlwurzel bilden, auf die kleinere Wurzeln folgen. Die so entstandene Pflanze muss gut bewässert werden.

So vermittelt eine einzige kleine Avocadopflanze einen plastischen Eindruck von der ressourcenintensiven Landwirtschaft, die für das nahrhafte „grüne Gold" betrieben werden muss.

WAS DEINE PFLANZE TUN KANN

Füllhorn der Dankbarkeit

ressourcen-intensiv

riesiger Samen

WAS DU TUN KANNST

großzügig gießen

warme, helle Standorte, aber kein direktes Sonnenlicht

nährstoffreiche Bio-Komposterde

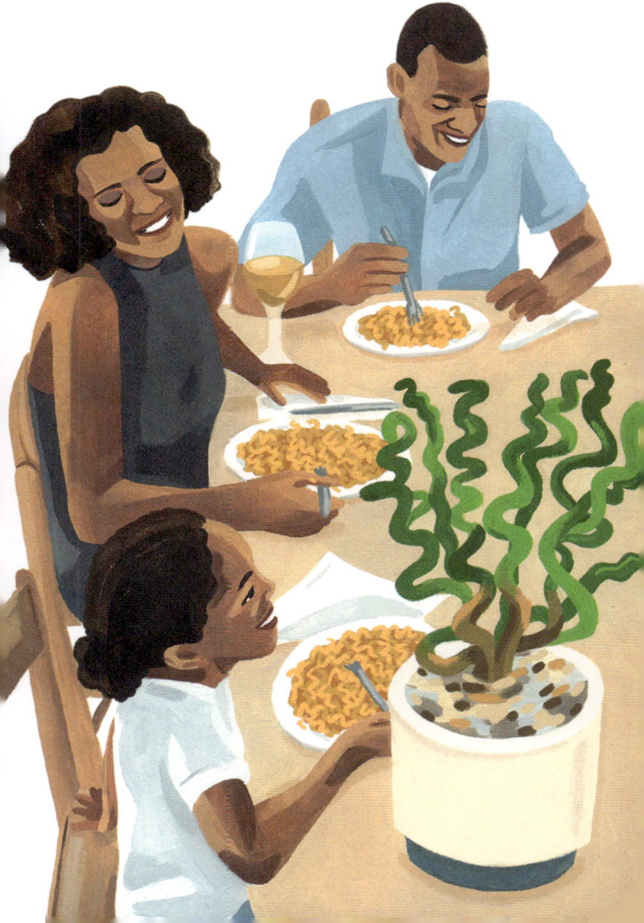

Eine Pflanze reich an Freude

Albuca spiralis

Diese einzigartig geformte Pflanze mit ihren attraktiven Korkenzieherlocken lädt zum Tanzen, Toben und Spielen ein. Ihre schrulligen Blätter sind ein Garant für Freude und heben die Stimmung.

Selbst ihrem Trivialnamen – Frizzle Sizzle – wohnt eine Poesie inne, die ein Lächeln auf unser Gesicht zaubert, vor allem, wenn man ihn laut ausspricht.

Die Blüten treiben erst spät im Winter aus, während sie im Sommer in einen Dornröschenschlaf versinken, und bringen Freude ins Haus, wenn sie vom Frühling künden.

WAS DEINE PFLANZE TUN KANN

einzigartige Form

lustig-schrulliges Aussehen

bringt Freude

WAS DU TUN KANNST

mäßig gießen

direktes Sonnenlicht

einmal im Monat düngen

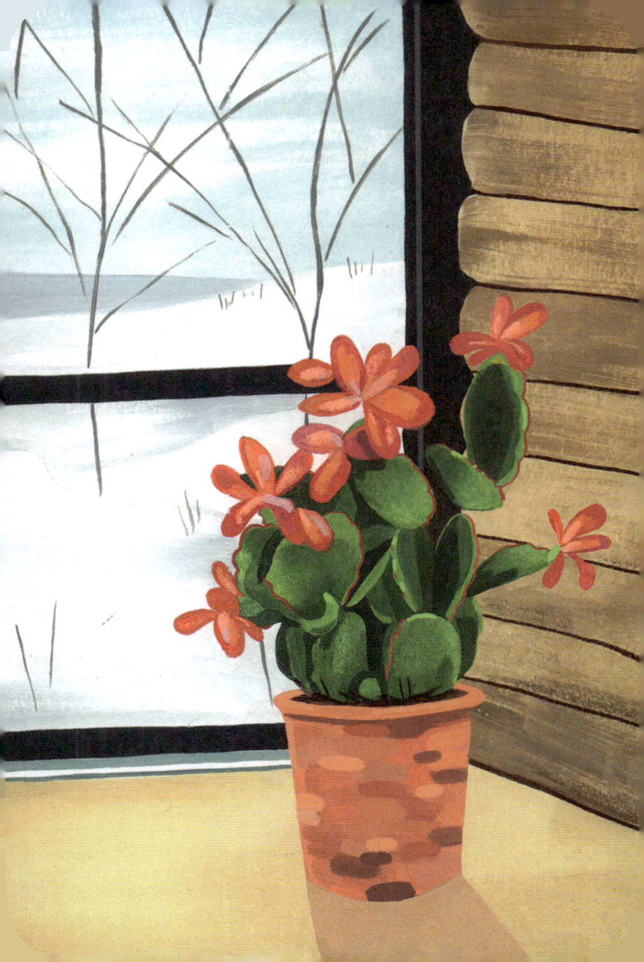

Eine Pflanze reich an Saisonalität

Weihnachtskaktus

Die leuchtend pinken und roten Blüten des Weihnachtskaktus sind deswegen so ungewöhnlich, weil sie sich nicht im Sommer, sondern erst in den Wintermonaten öffnen.

Wenn wir in der kalten, dunklen Jahreszeit depressive Gefühle verspüren, erinnert uns diese an Weihnachten aufblühende Dschungelpflanze daran, dass irgendwo immer Sommer ist.

Ein geschärfter saisonaler Sinn lehrt uns, die Jahreszeiten mehr zu schätzen und zu erkennen, auf wie viele Arten wir in Harmonie mit ihnen leben können.

WAS DEINE PFLANZE TUN KANN

blüht im Winter

hilft gegen Winterdepression

WAS DU TUN KANNST

in Wachstumsphase stärker gießen, dann weniger nach Knospenbildung, nach der Blüte wieder mehr gießen

benötigt Wärme zum Blühen, bevorzugt ansonsten kühlere Standorte

Blumenerde, Sand hinzufügen

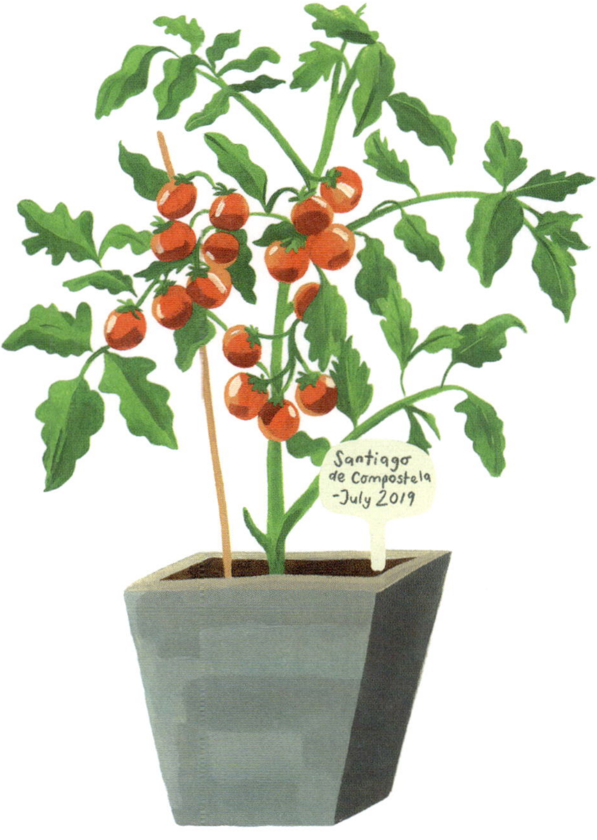
Santiago
de Compostela
-July 2019

Eine Pflanze reich an Erinnerung

Tomate

Tomatenpflanzen sind ein lebendes Souvenir und können viel aussagekräftiger sein als eine Postkarte oder ein Mitbringsel.

Ein paar Samen, die während eines Essens in der Fremde in eine Serviette gefaltet werden, können mit ein wenig Pflege die Erinnerung an ein glückliches Essen, an Freunde oder an einen Urlaub zurückbringen.

Der Geruch, die Aromen und die Textur von Tomaten können stark variieren. Warum also nicht ein paar Samen eines außergewöhnlichen Exemplars zurückbehalten? Im nächsten Jahr könnten wir schon ein ganzes Feld dieser köstlichen Früchte ernten.

Es gelten Beschränkungen dafür, welche Pflanzen, Samen und andere pflanzlichen Produkte aus anderen Ländern ausgeführt werden dürfen. Achte daher immer darauf, dass du dich an die rechtlichen Bestimmungen hältst, wenn du Samen mit nach Hause nimmst.

WAS DEINE PFLANZE TUN KANN

lebendes Souvenir

Geschmacks-wiederholung

weckt Erinnerungen

WAS DU TUN KANNST

täglich gießen, in der Wachstumsphase gegebenenfalls zweimal täglich

helle, sonnige Standorte

nährstoffreiche Blumenerde, regelmäßig düngen

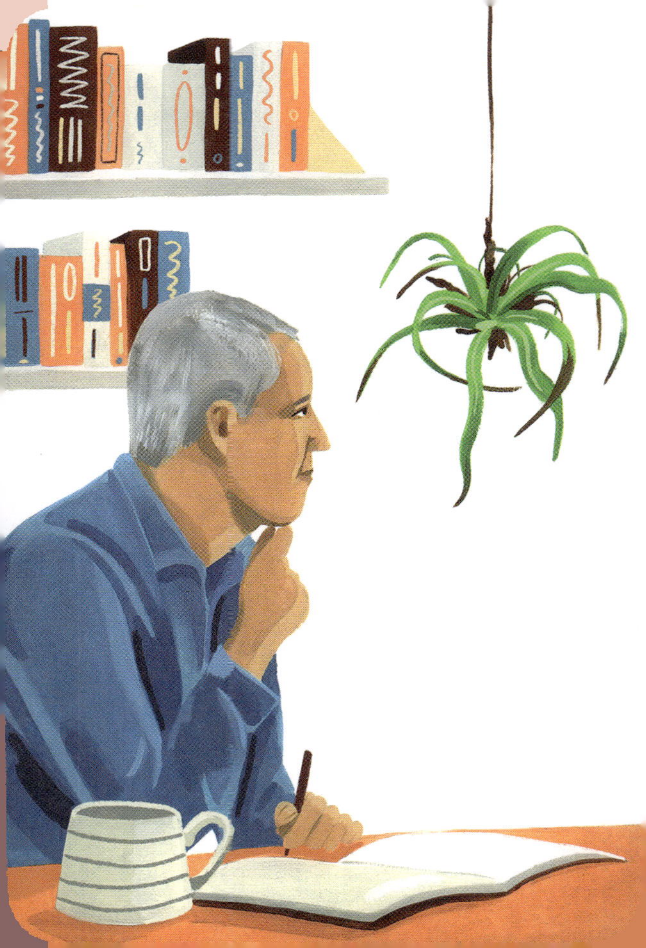

Eine Pflanze reich an Produktivität

Tillandsia

Tillandsien sind recht genügsame Luftpflanzen. Sie benötigen nur wenig Platz, gelegentlich ein Wasserbad und nicht einmal einen Topf mit Erde.

Außerdem sind sie Epiphyten, was bedeutet, dass sie in der Natur auf anderen Pflanzen oder Bäumen wachsen, jedoch ohne ihre Wirtspflanzen anzuzapfen. Sie sind also keine Parasiten, sondern suchen lediglich einen lauschigen Ort, um zu gedeihen.

Wenn man sich an seinem Arbeitsplatz mit lebenden Dingen umgibt, kann das die Kreativität anregen und die Produktivität erhöhen: sie wachsen zu sehen und ihren einzigartigen Charakter zu schätzen, stimuliert das persönliche Wachstum und setzt unser innerstes Potenzial frei.

WAS DEINE PFLANZE TUN KANN

selbstgenügsam

Springbrunnen-Form

ihr Anblick inspiriert

WAS DU TUN KANNST

alle zwei Wochen eine halbe Stunde baden

viel gefiltertes Licht

benötigt keine Erde

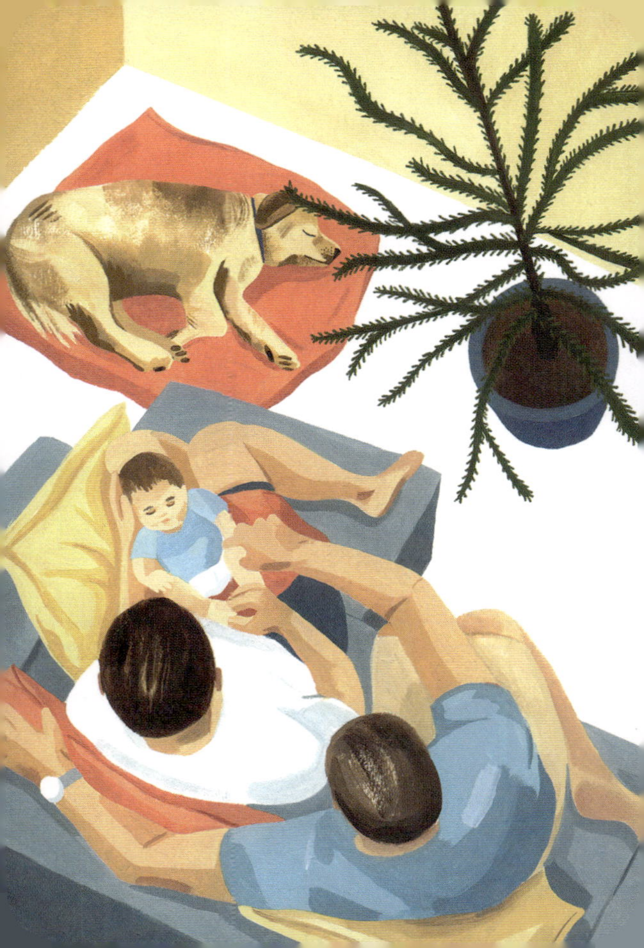

Eine Pflanze reich an Anpassung

Andentanne

Die Fähigkeit der Andentanne, sich auf subtile Weise anzupassen, hat es ihr ermöglicht, Millionen Jahre trotz unzähliger Veränderungen in wiedererkennbarer Form zu überleben.

Manchmal spielt das Leben nicht so, wie wir es uns vorgestellt haben. Die Vorfahren der Andentanne gediehen neben den Dinosauriern; wer hätte da gedacht, dass diese Pflanze Jahrmillionen später eine neue Heimat als moderne Zimmerpflanze finden würde? Und doch gedeiht sie prächtig in Innenräumen.

Dieses merkwürdige, lebendige Fossil beweist, dass wir große Veränderungen in unser Leben integrieren können, ohne dabei das Gefühl von Kontinuität missen zu müssen.

WAS DEINE PFLANZE TUN KANN

alter Nadelbaum

lebendes Fossil

Sinnbild für Kontinuität

WAS DU TUN KANNST

Erde feucht halten

Halbschatten bis direktes Sonnenlicht

während der Wachstumsphase im Sommer düngen

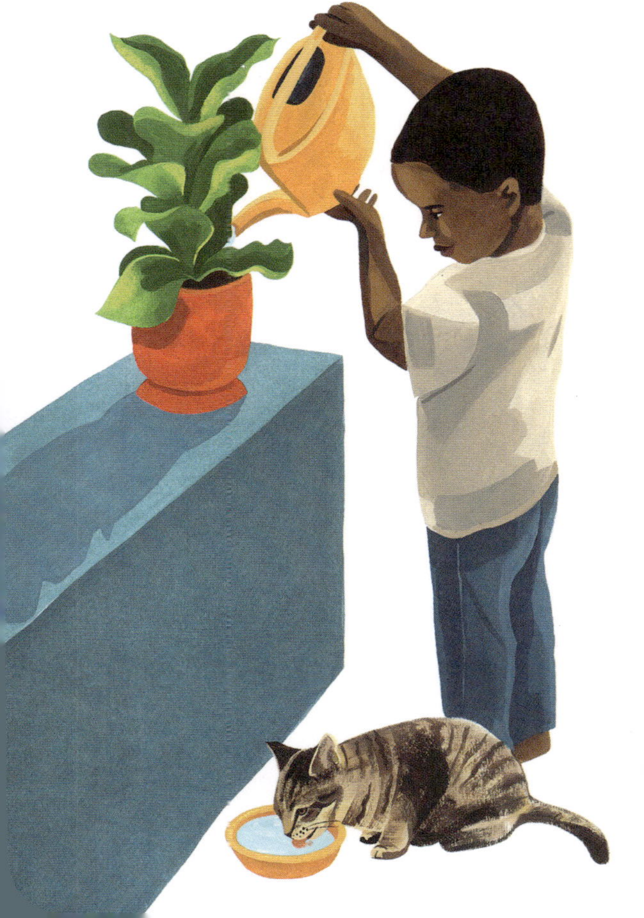

Eine Pflanze reich an Hingabe

Geigen-Feige

Die Geigen-Feige ist eine Vorzeigepflanze, die nach ihren großen Blättern benannt wurde, die wie Geigen geformt sind.

Wie das Musikinstrument, das ihr den Namen gab, lässt sich auch diese Pflanze nur schwer beherrschen und erfordert, dass wir uns regelmäßig und mit großer Sensibilität auf sie einstimmen, damit sie ihr wahres Potenzial entfalten kann.

Gewöhne dir an, regelmäßig die sehr großen Blätter zu entstauben, damit sie glänzen können. Wenn wir uns dieser Pflanze annehmen, nehmen wir nicht nur die Verantwortung an, sie richtig zu gießen, sondern auch, ihre Blätter zu streicheln, damit sie effizient Fotosynthese betreiben kann.

WAS DEINE PFLANZE TUN KANN

sehr große Blätter

pflegeintensiv

fördert Verantwortung

WAS DU TUN KANNST

Erde feucht halten

viel gefiltertes Licht

hochwertige, schnell entwässernde Blumenerde

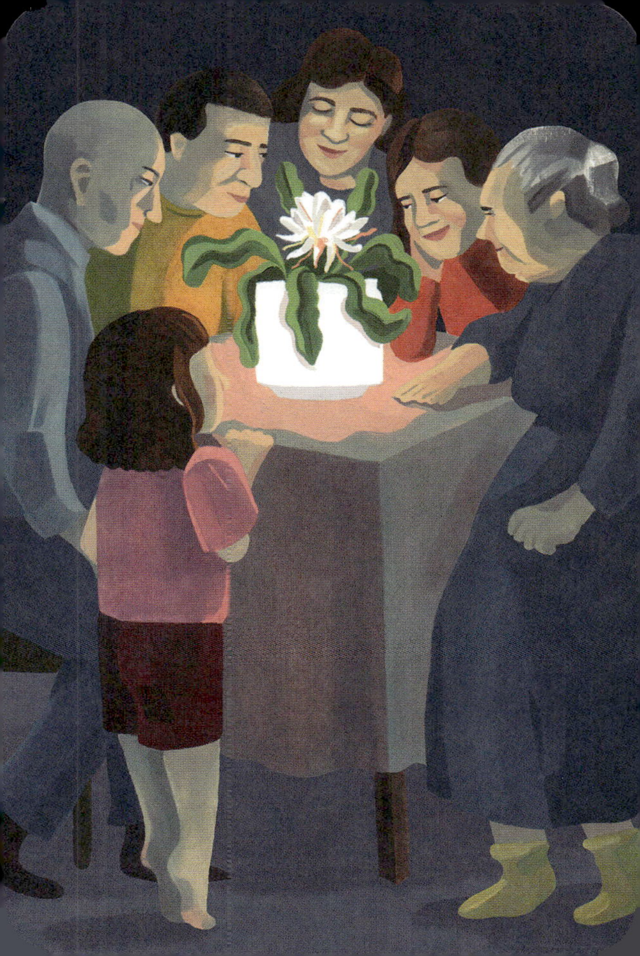

Eine Pflanze reich an Vergänglichkeit

Königin der Nacht

Die Königin der Nacht verkörpert die Vergänglichkeit der Schönheit: ihre Blüten blühen nur einmal im Jahr für eine Nacht.

Die anderen 364 Tage gleicht dieses Mitglied der Familie der Kakteengewächse einem toten Busch. Doch dann, in einer lauen Sommernacht, entfalten sich cremeweiße, trompetenförmige Blüten, die bis zu 30 cm lang sein können, um kurz darauf wieder zu verblühen.

Dieses alljährliche Ereignis ist ein dramatischer Moment, der jedoch unser Warten reich entlohnt und dazu einlädt, den Wert des Vergänglichen zu schätzen.

WAS DEINE PFLANZE TUN KANN

dramatische Blüte

flüchtige Schönheit

belohnt Geduld

WAS DU TUN KANNST

erst wieder gießen, wenn die Erde komplett trocken ist

schattige Standorte

leicht saure Erde, im Frühling und Herbst einmal im Monat düngen

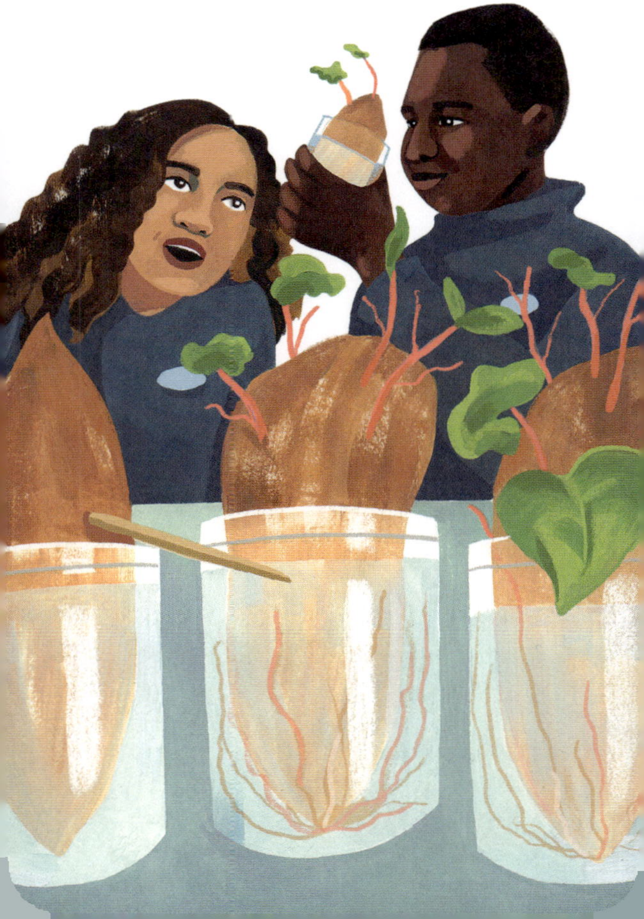

Eine Pflanze reich an Wissen

Kartoffel

Die bescheidene Kartoffelpflanze bietet uns die Möglichkeit, den Lebenszyklus einer Pflanze auf einen Blick zu erfassen.

Wenn wir unsere Kartoffel zu Hause in einem Wasserglas austreiben lassen, sehen wir unten die Wurzeln, oben den Stängel und die Blätter und in der Mitte die ursprüngliche Knolle.

Das Geheimnis der Samen, die unter der Erde heranwachsen, müssen wir uns hingegen vorstellen. Selbst eine Kartoffelpflanze zu kulitivieren, lädt jedoch dazu ein zu beobachten, wie sich die Natur kopiert, um zu gedeihen, und die Kraft zu schätzen, die es kostet, sich zu regenerieren.

WAS DEINE PFLANZE TUN KANN

veranschaulicht den Lebenszyklus

sieh dir Wurzeln und Blätter gleichzeitig an

WAS DU TUN KANNST

Wurzeln im Wasser austreiben lassen, danach gießen, wenn die oberen 2,5 cm des Bodens trocken sind

helle, sonnige Standorte

normale Blumenerde (nach dem Wasserbad)

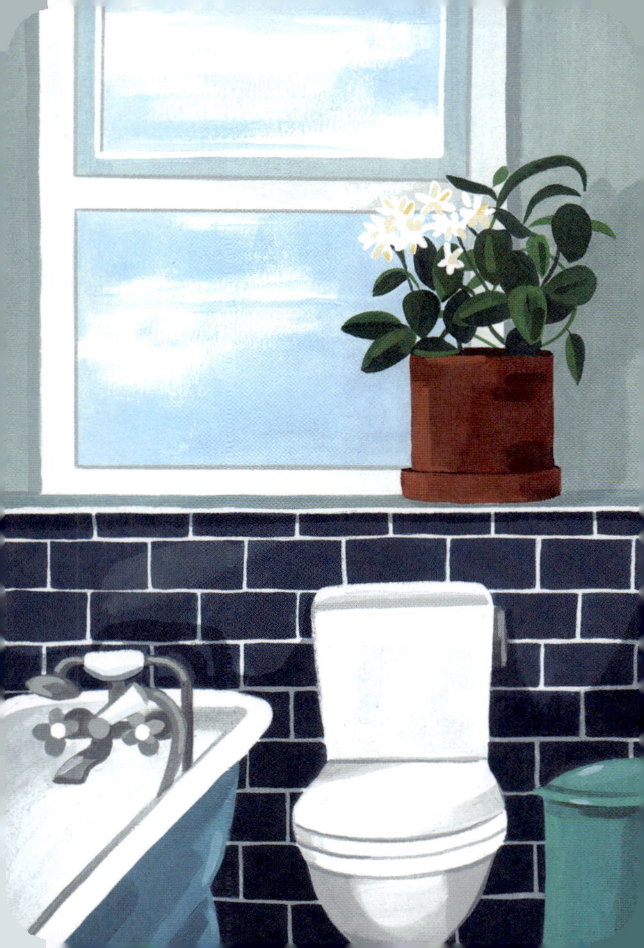

Eine Pflanze reich an Duft

Jasmin

Die vielen kleinen, sternförmigen Blüten des Jasmin verströmen einen wunderbaren, neutralisierenden Wohlgeruch.

Eine blühende Pflanze im Bad oder der Toilette könnte daher den handelsüblichen Sprays, Duftkerzen oder Diffusoren vorzuziehen sein.

Die Knospen bilden sich an den ersten kalten Tagen im Winter und verwöhnen uns, wenn sie sich sukzessive öffnen, wochenlang mit ihrem Duft.

WAS DEINE PFLANZE TUN KANN

neutralisiert Gerüche

duftende Blüten

WAS DU TUN KANNST

benötigt in der Wachstums- und Blütephase viel Wasser

viel Licht mit etwas direkter Sonneneinstrahlung im Sommer, mag es kühl im Winter

während der Wachstumsphase alle zwei Wochen düngen

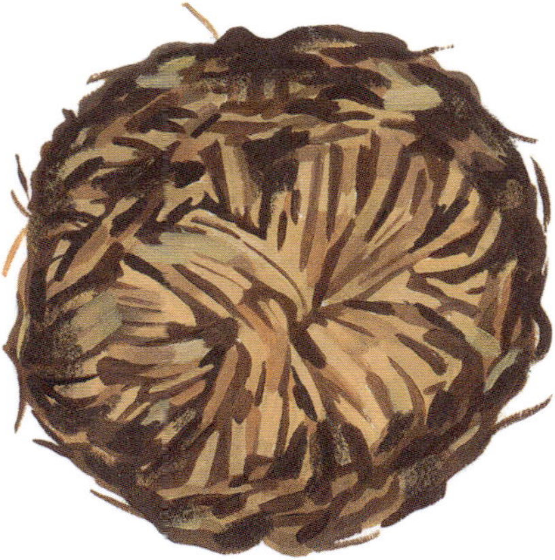

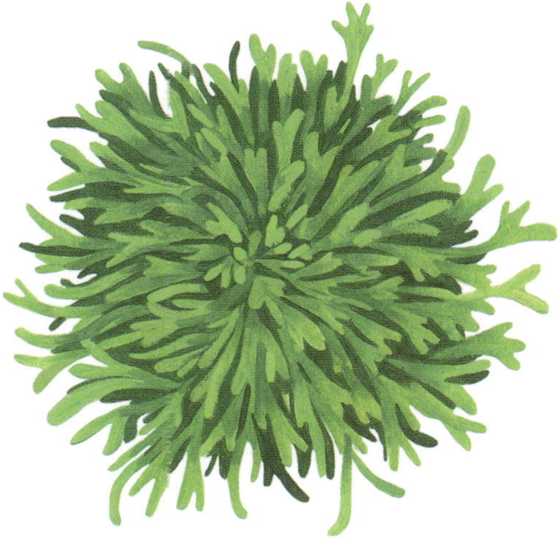

Eine Pflanze reich an Akzeptanz

Jerichorose

Dieses kleine, moosige Kraut ist auch als „Auferstehungspflanze“ bekannt, da sie scheinbar von den Toten zurückkehren kann. Sie hat die Fähigkeit, über Jahre zu ruhen und sich beim ersten Anzeichen von Regen zu entfalten, um ihre Samen zu verstreuen.

In ihrem Herzen trocknet diese Pflanze jedoch nie ganz aus und erinnert uns in schmerzhaften Momenten daran, dass selbst, wenn von außen alles grau und dörr erscheint, im tiefsten Inneren noch Zuversicht herrscht.

Ihre herrlich grünen, farnähnlichen Wedel in der Blütezeit gemahnen uns, dass wir auch in Zeiten der Niedergeschlagenheit guten Mutes sein können.

WAS DEINE PFLANZE TUN KANN

Auferstehungspflanze

gibt Hoffnung auf bessere Zeiten

bekommt hübsche Wedel, wenn sie erwacht

WAS DU TUN KANNST

in Wasser tauchen, wächst auf Kieselböden

indirektes Licht

benötigt keine Erde

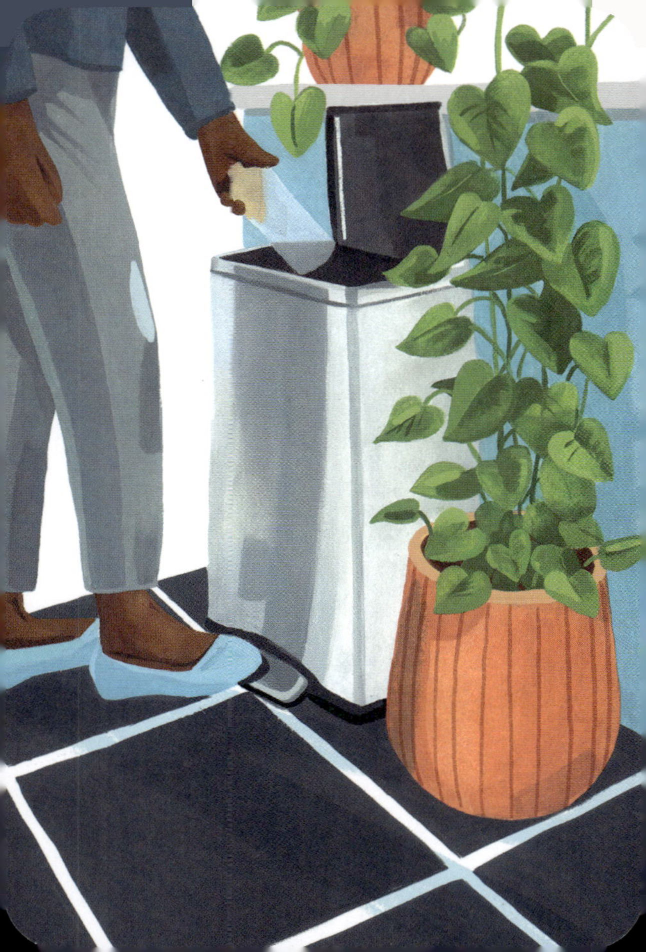

Eine Pflanze reich an Höflichkeit

Philodendron

Philodendren sind äußerst beliebte Zimmerpflanzen, da sie hervorragende Langzeit-Mitbewohner abgeben. Man kann ihnen beibringen, um eine Tür herumzuwachsen und diese einzurahmen oder unschöne Stellen zu kaschieren.

In der Natur wachsen sie unter hochragenden Bäumen, weshalb die herzförmigen Blätter mit wenig Licht auskommen und sogar die nüchterndsten Räume aufhellen.

Die langen Wege des *Philodendrons* lassen sich mithilfe kleiner Haken sichern. Die Luftwurzeln, zu denen er neigt, kann man an den Wänden fixieren, um sie in die häusliche Struktur zu integrieren.

WAS DEINE PFLANZE TUN KANN

herzförmige Blätter

verdeckt unschöne Orte

Kletterpflanze

WAS DU TUN KANNST

erst wieder gießen, wenn die ersten 2,5 cm Erde trocken sind

viel indirektes Licht

im Frühling und Sommer einmal im Monat düngen

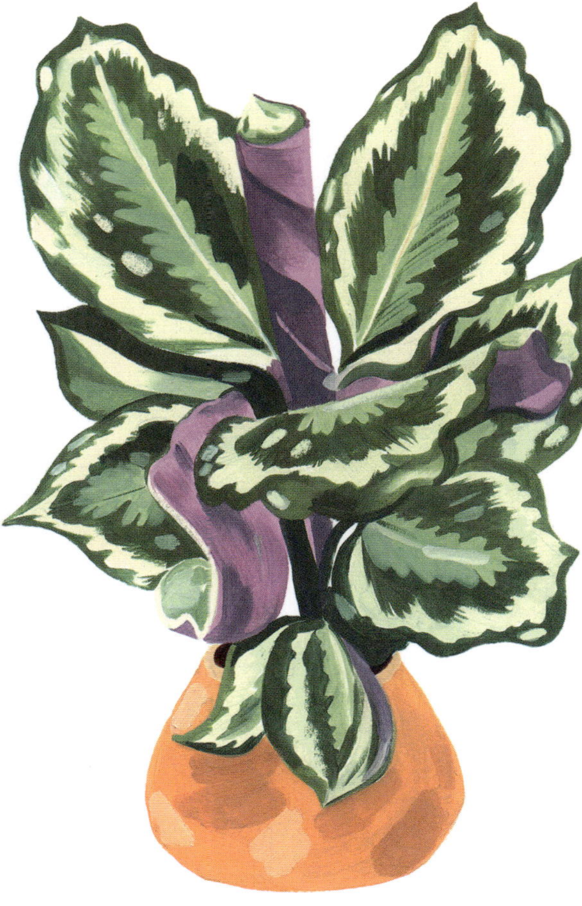

Eine Pflanze reich an Veränderung

Calathea ornata

Die *Calathea ornata* erinnert uns daran, dass Veränderung unvermeidbar ist - ihre schönen, rosa gestreiften Blätter sehen aus wie handgemalt und werden mit fortschreitendem Alter der Pflanze weiß.

Diese Pflanze ist extrem lichtempfindlich. Sie zeigt an, wann es Zeit ist zu ruhen, indem sie jeden Abend ihre Blätter schließt. Sie löst einen Energieschub in uns aus, wenn sie sie am nächsten Morgen wieder öffnet.

Ihre Beweglichkeit wird durch ein kleines Gelenk im Blatt ermöglicht, das auf Licht reagiert. Bei diesem Prozess kann man auch ein leichtes Rascheln hören, das die Aufmerksamkeit auf das Vergehen der Zeit lenkt.

WAS DEINE PFLANZE TUN KANN

hübsche, wie von Hand gemalte rosa Streifen

lichtempfindlich

beweglich

WAS DU TUN KANNST

regelmäßig gießen, um die Erde feucht zu halten

viel indirektes Licht

torfhaltige Blumenerde

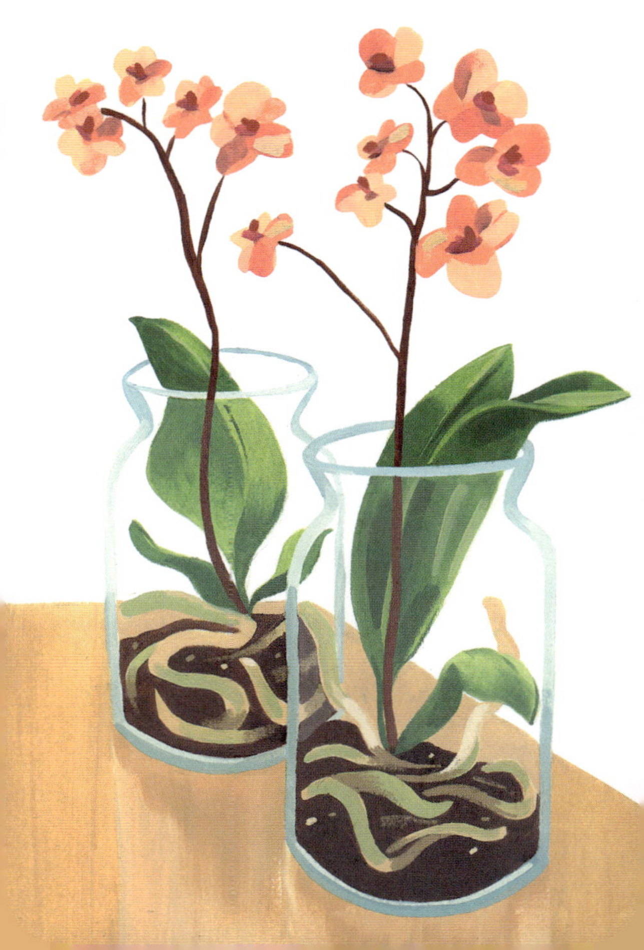

Eine Pflanze reich an innerer Stärke

Orchidee

Traditionell sind Orchideen für die Schönheit und Zartheit ihrer Blüten bekannt. Eine weniger offensichtliche Schönheit liegt jedoch in ihren Wurzeln, die in der Lage sind, Sonnenlicht zu absorbieren. Deshalb werden sie normalerweise in transparenten Behältnissen aufbewahrt.

In der Natur bildet sie Luftwurzeln aus, die sie um die Äste von Bäumen windet. Ein transparenter Topf erlaubt uns, diese Wurzeln zu beobachten, die es vorziehen, nicht in der Dunkelheit des Bodens vergraben zu werden.

Dschungelorchideen benutzen ihre Wurzeln, um nach oben zu klettern, und erinnern uns daran, dass innere Stärke etwas Schönes ist und wir sie anderen zeigen sollten.

WAS DEINE PFLANZE TUN KANN

schöne, empfindliche Blüten

kletternde Wurzeln

WAS DU TUN KANNST

gelegentlich unter fließendem Wasser tränken - nicht überwässern!

stark unterschiedliche Lichtbedürfnisse

Orchideenerde und -dünger

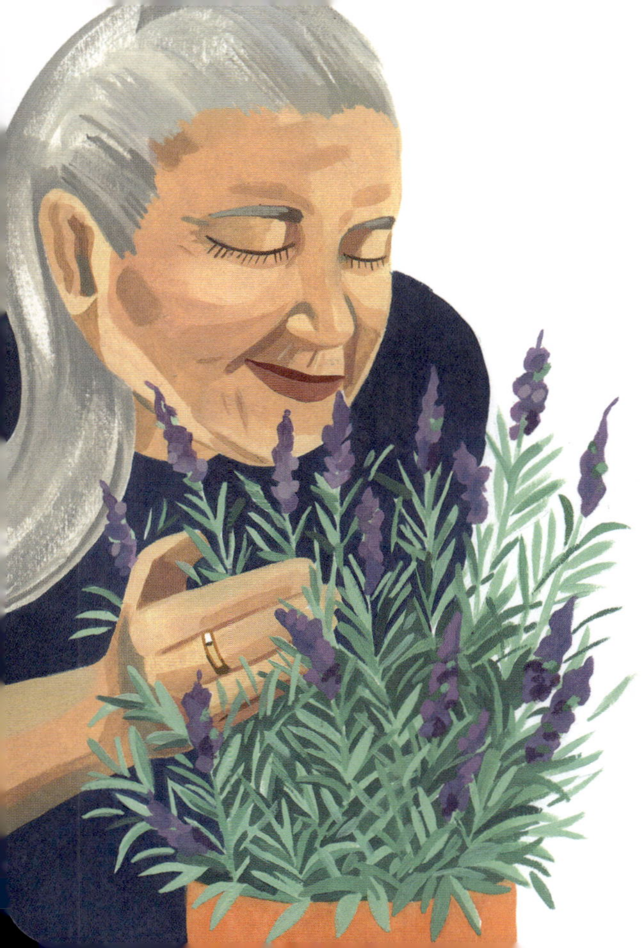

Eine Pflanze reich an Assoziation

Lavendel

Der buschige und mehrjährige Lavendel ist eine intensiv duftende mediterrane Pflanze, deren Aroma starke Assoziationen weckt und Erinnerungen an bestimmte Orte oder bestimmte Personen auslösen kann.

Marcel Proust beschreibt in seinem Buch „Auf der Suche nach der verlorenen Zeit", wie der Geschmack einer Madeleine lebhafte Kindheitserinnerungen in ihm hervorruft.

In ähnlicher Weise kann Lavendel genussvolle Erfahrungen über Raum und Zeit bewahren, denn wann immer wir Lavendel tief einatmen, löst er ein Gefühl der Entspannung aus und lässt uns in unsere eigene private Sinneswelt eintauchen.

WAS DEINE PFLANZE TUN KANN

mehrjährige Pflanze

weckt Erinnerungen

entspannt

WAS DU TUN KANNST

ordentlich gießen, aber dazwischen gut trocknen lassen

Fenster (Südseite)

hochwertige Blumenerde

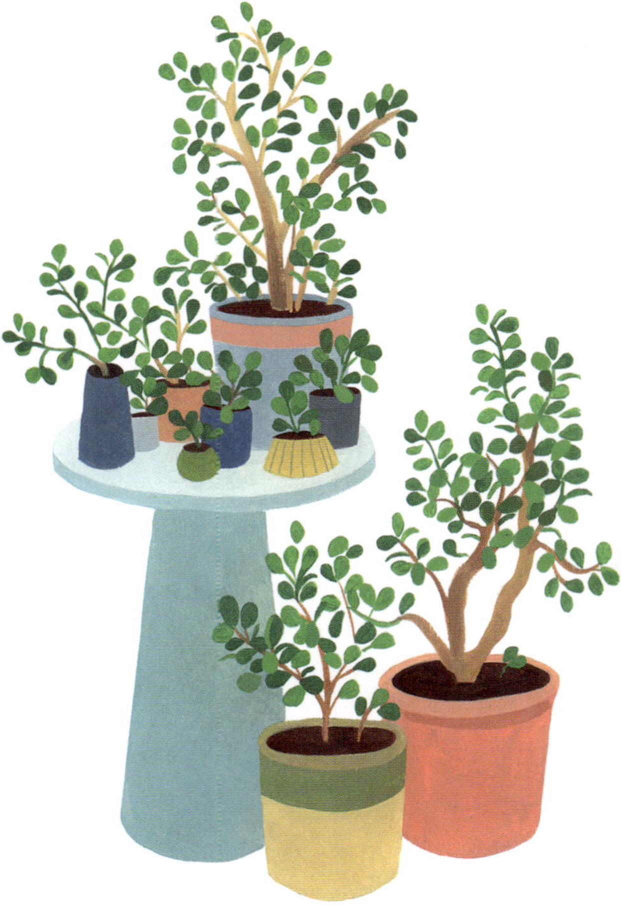

Eine Pflanze reich an Verbindung

Geldbaum

Pflanzen, die in der Nähe von anderen Pflanzen stehen, wachsen schneller, sind gesünder und erinnern daran, dass Gemeinsamkeit unser eigenes Gedeihen fördert.

Die fleischigen, münzähnlichen Blätter dieser Sukkulente reagieren empfindlich auf Schwingungen und sind der Grund, weshalb wir diese Pflanze mit Wohlstand, Reichtum und positiver Energie assoziieren.

Die Gesellschaft anderer Pflanzen ermutigt den Geldbaum zu wachsen, was die Stärke betont, die wir in der Gemeinschaft und Gegenwart anderer Menschen finden.

WAS DEINE PFLANZE TUN KANN

Freund fürs Leben

ideal für Ableger

wird mit Reichtum assoziiert

WAS DU TUN KANNST

feucht halten, aber nicht nass

direktes Sonnenlicht

Sukkulentenerde

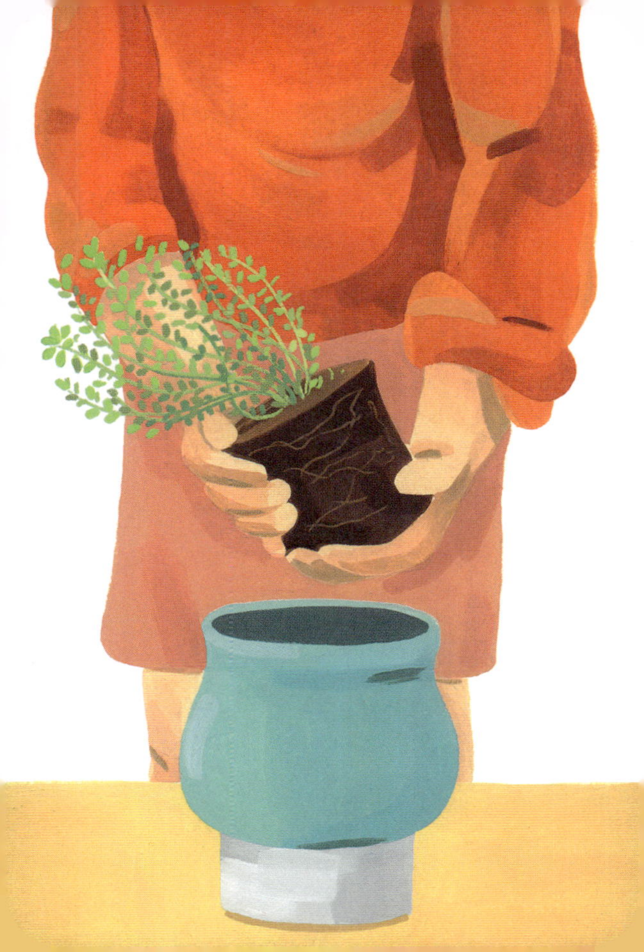

Eine Pflanze reich an Balance

Thymian

Thymian wurde bereits im alten Griechenland kultiviert und zählt zu den ältesten, auch in der Aromatherapie angewendeten, Heilpflanzen der Welt. Und wie wir auch beim Kochen mit Thymian auf die richtige Balance achten müssen, müssen wir bei ihrer Pflege als Zimmerpflanze besondere Umsicht walten lassen.

Für einige Pflanzen ist die perfekte Balance von Sonnenlicht und Wasser sowie der richtigen Temperatur und des richtigen Standorts viel wichtiger als für andere. Sogar die richtige Positionierung im Raum kann wichtig sein.

Reagiere daher auf jede Pflanze, schenke ihr Beachtung - und richte dieselbe Aufmerksamkeit auf dein eigenes Leben, um eine ebensolche Zufriedenheit zu erreichen.

WAS DEINE PFLANZE TUN KANN

Heilpflanze

Küchengewürz

verlangt nach Ausgewogenheit

WAS DU TUN KANNST

ordentlich gießen, aber dazwischen gut trocknen lassen

direktes Sonnenlicht

leichte, schnell entwässernde Erde

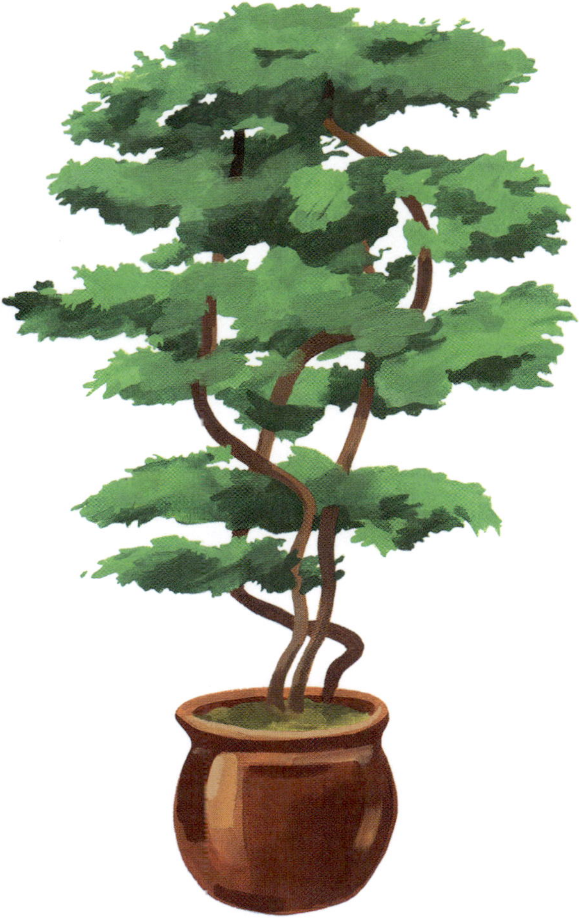

Eine Pflanze reich an Wabi-Sabi

Ming Aralia

Diese asiatische Pflanze hat fedrige, farnähnliche Blätter, die von einem geraden Stamm wachsen und ihr ein vielschichtiges und komplexes Aussehen verleihen, das die japanische Philosophie des Wabi-Sabi versinnbildlicht, die die Schönheit des Unvollkommenen lehrt.

Die Wertschätzung des natürlich krummen Wachstums der Pflanze hilft uns dabei, unsere eigene Unvollkommenheit zu akzeptieren. Die eigenen Macken zu pflegen, gehört zur Selbsterkenntnis dazu. Diese Pflanze warnt uns davor, unsere innere Exzentrik zu ignorieren.

Vergiss dabei aber nicht, dass diese Pflanze feuchte Wärme braucht, sonst verliert sie alle ihre Blätter und steht am Ende nackt da.

WAS DEINE PFLANZE TUN KANN

fedrige Blätter

einzigartig krummes Wachstum

liebenswert exzentrisch

WAS DU TUN KANNST

auf ein Kiesbett stellen, da sie keine nassen Füße mag

viel indirektes Licht

nährstoffreiche, lockere Blumenerde

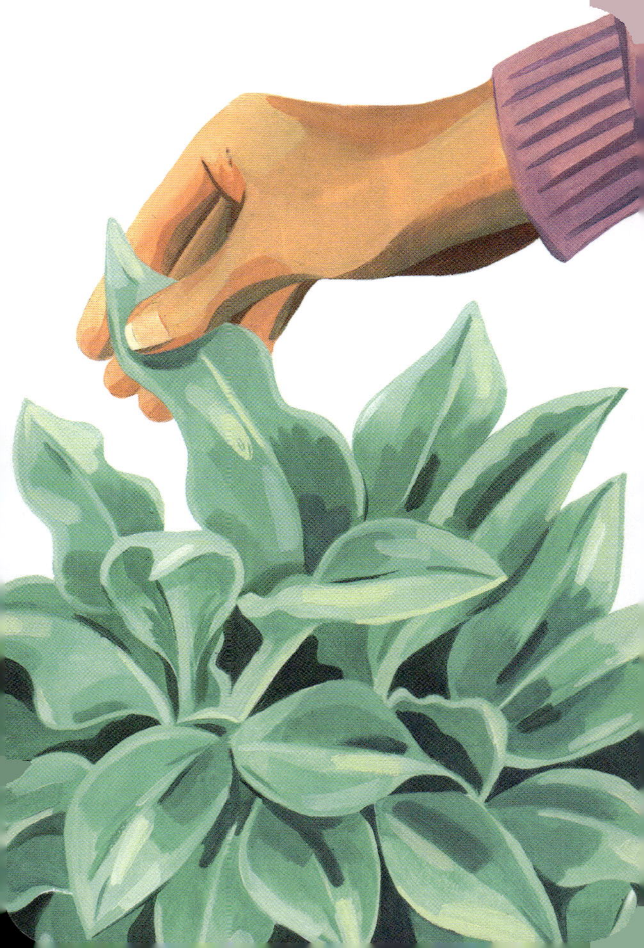

Eine Pflanze reich an Berührung

Eselsohr

Für gewöhnlich assoziieren wir eine Pflanze mit ihrem Aussehen und Geruch. In diesem Fall spricht sie jedoch unseren Tastsinn an. Ihre silbrig-grünen Blätter fühlen sich an wie Wildleder und ihre weißen Stängel wie Wolle.

Jedes Blatt ist dick und robust und vermittelt mit seiner Form und Pelzigkeit ein wunderbar angenehmes Gefühl, als würden wir das Ohr eines Esels streicheln.

Stelle den Topf auf eine Fensterbank oder einen Tisch, wo du ihn leicht erreichen und deinen Tastsinn mit der samtweichen Textur des Eselsohrs stimulieren kannst.

WAS DEINE PFLANZE TUN KANN

weiche, dicke Blätter

pelzige Textur

haptische Pflanze

WAS DU TUN KANNST

mäßig gießen

direktes Sonnenlicht

gut entwässernde Blumenerde

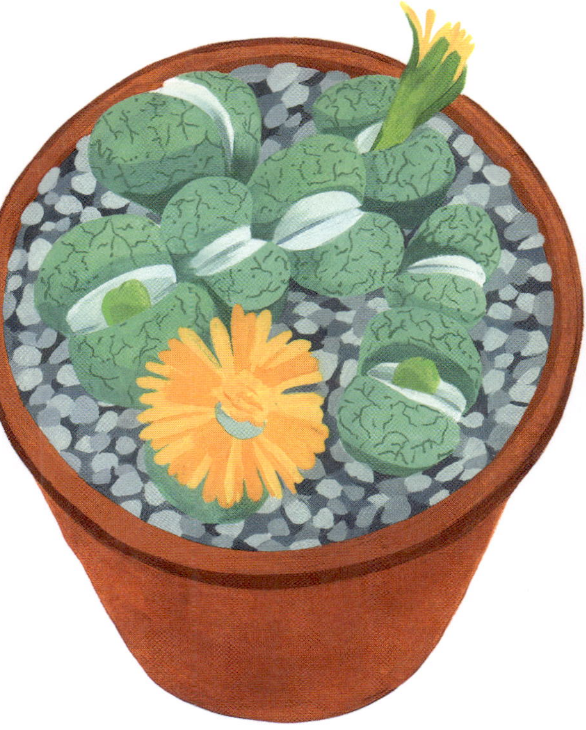

Eine Pflanze reich an Geduld

Lithops

Diese kurzen, runden Sukkulenten leben in der Wüste und haben eine stoische Natur. Sie wachsen langsam und brauchen nur selten Wasser. Wegen ihres steinähnlichen Aussehens heißen sie auch „Lebende Steine" – eine Tarnung, die sie vor weidenden Tieren in der Wildnis schützt.

Lithops bieten keine schnelle Befriedigung. Fast die gesamte Pflanze hat sich zum Wasserspeicher entwickelt, und jeder „Stein" besteht nur aus zwei fleischigen Blättern, die lediglich einmal im Jahr nachwachsen.

Wenn wir uns um diese Pflanze kümmern und ihr Wachstum und ihre Entwicklung beobachten, lernen wir Geduld – die vorzüglichste Form der Pflege.

WAS DEINE PFLANZE TUN KANN

steinähnliches Aussehen

stoischer Charakter

Wüstenpflanze

WAS DU TUN KANNST

benötigt kaum Wasser

direktes Sonnenlicht

kiesige, gut entwässernde Böden

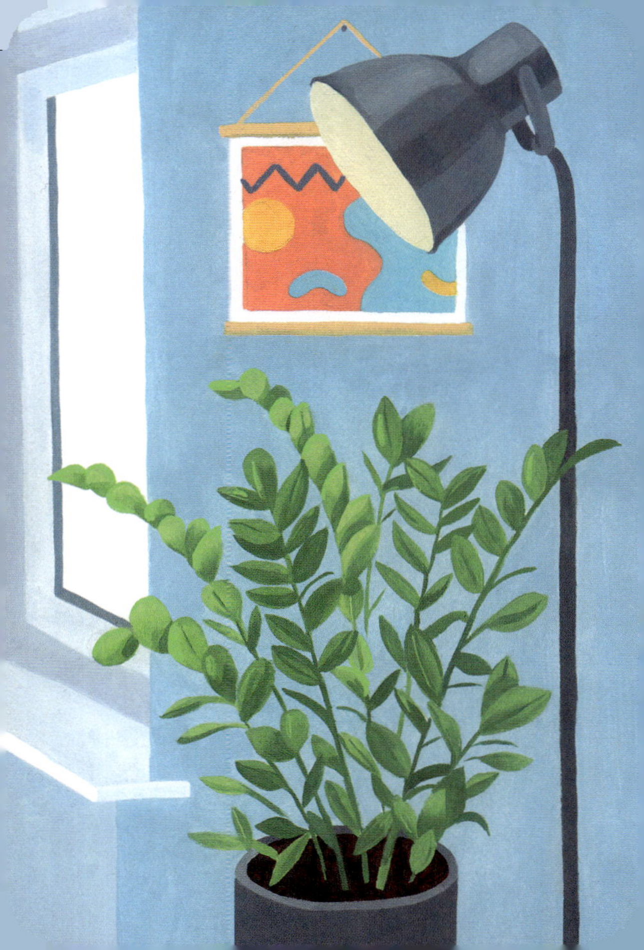

Eine Pflanze reich an Wachstum

Glücksfeder

Diese widerstandsfähigste aller Pflanzen lehrt auf beeindruckende Weise, Barrieren zu überwinden. Sie trotzt der Vernachlässigung, indem sie selbst bei wenig Licht und Wasser zu beeindruckender Größe heranwächst.

Sie ist eine rhizomatische Pflanze mit dicken unterirdischen Wasserspeicherknollen, die ihr helfen, Dürreperioden zu überstehen. Zudem speichert sie Wasser in ihren Blattachsen, von denen seitlich die Fiederblättchen abgehen.

Es handelt sich also nicht um eine einzelne Pflanze, sondern um eine potenziell unendliche Vielzahl von Gewächsen. Vergessen wir das nicht, wenn wir in jedem Teil unseres Selbst nach Stärken suchen und uns die Fähigkeit zu grenzenlosem Wachstum vorstellen.

WAS DEINE PFLANZE TUN KANN

widerstandsfähig

rhizomatische Pflanze

WAS DU TUN KANNST

erst gießen, wenn die oberen 2,5 cm Erde komplett trocken sind

wenig bis viel indirektes Licht

gut entwässernde Blumenerde

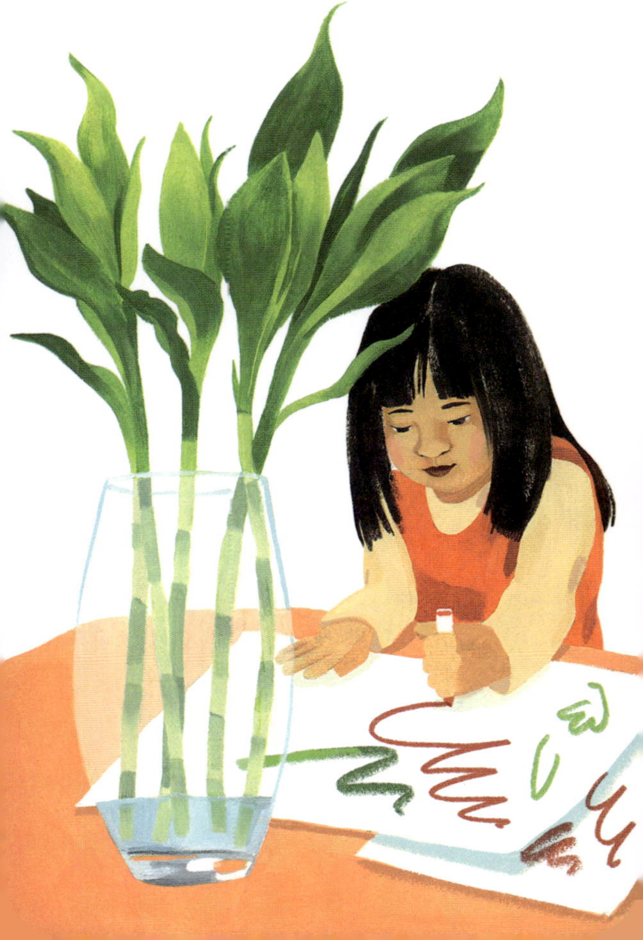

Eine Pflanze reich an Minimalismus

Glücksbambus

Glücksbambus benötigt nur sehr wenig, um zu gedeihen. Er ist bereits zufrieden, wenn er ein wenig Licht bekommt und seine Wurzeln mit Wasser bedeckt sind.

Er gehört zu den genügsamsten Zimmerpflanzen – und zugleich zu den interessantesten, die man kultivieren kann. Bereits ein einzelner Halm vermag einem Raum Persönlichkeit zu verleihen, doch in der Menge bietet er schier unendliche Kombinations- und Präsentationsmöglichkeiten.

Diese Pflanze erinnert uns daran, dass sich das Glück in den einfachsten Dingen finden lässt, und dass eine sinnvolle Begrenzung von Besitz und Aktivitäten unsere Aufmerksamkeit auf den gegenwärtigen Moment zu lenken vermag.

WAS DEINE PFLANZE TUN KANN

pflegeleicht

bereits ein Stamm macht etwas her

WAS DU TUN KANNST

Wurzeln immer feucht halten

kommt mit wenig Licht aus, bevorzugt aber helle Standorte mit gefiltertem Licht

kann auch in feuchter Blumenerde gehalten werden

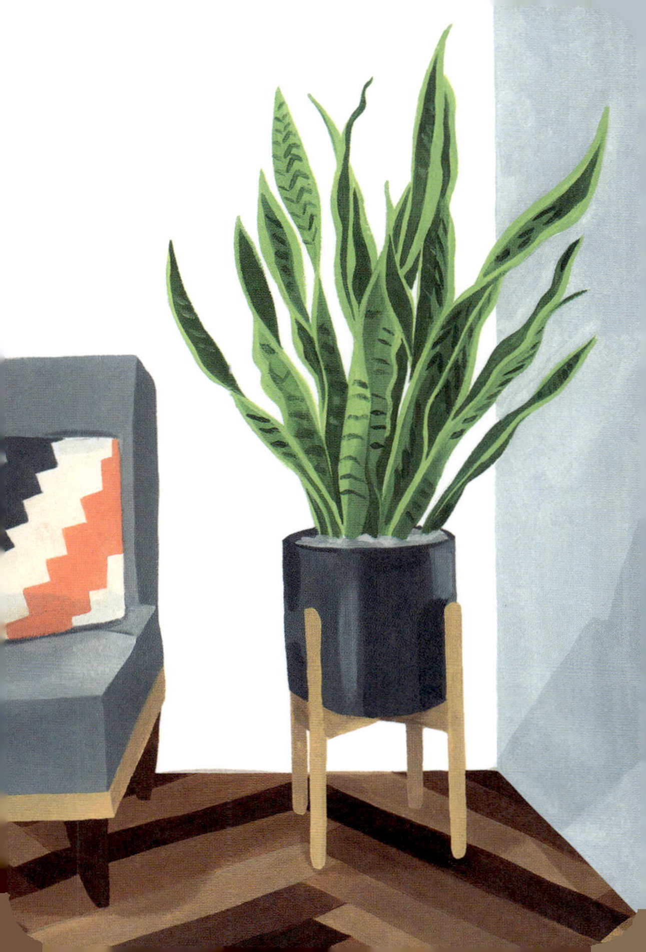

Eine Pflanze reich an Großzügigkeit

Bogenhanf

Bogenhanf ist vor allem für Schlafzimmer geeignet, da er tagsüber viele Giftstoffe aus der Luft filtert und nachts Sauerstoff abgibt.

Die meisten Pflanzen machen das Gegenteil und geben nachts vermehrt Kohlendioxid ab. Dieser bedeutende Unterschied in Sachen Fotosynthese macht den Bogenhanf daher zur Heldenpflanze für jene, die in beengten Verhältnissen leben.

Mit ihren kräftigen, breiten Blättern, die wie Schwerter nach oben zeigen, wird diese Pflanze auf uns aufpassen und im Gegenzug nicht viel verlangen, sondern uns beständig und ohne zu klagen Luft schenken als Erinnerung daran, dass Großzügigkeit ein fester Bestandteil unseres täglichen Lebens sein sollte.

WAS DEINE PFLANZE TUN KANN

nächtlicher Sauerstoff-Spender

gibt mehr als er bekommt

WAS DU TUN KANNST

benötigt nur sehr wenig Wasser alle 2-6 Wochen

viel indirektes Licht

gut entwässernde Blumenerde gemischt mit Kaktus-/Sukkulentenerde

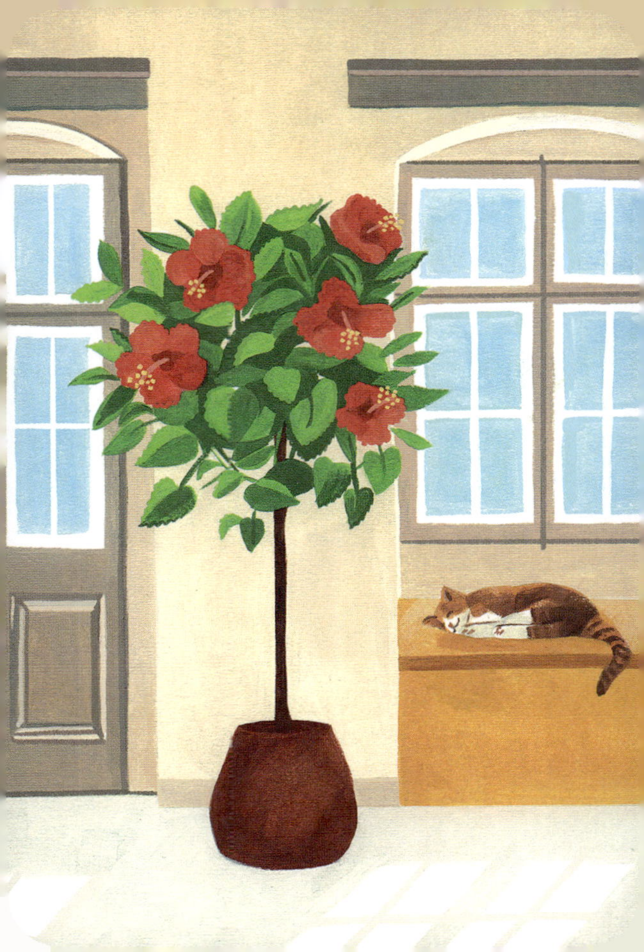

Eine Pflanze reich an Licht

Hibiskus

Hibiskus erinnert uns an die Bedeutung von Licht für das Wohlbefinden. Im Winter sorgt er sogar für tropische Blüten in Innenräumen, aber nur, wenn er einen sonnigen Logenplatz erhält.

Fehlt es an Sonnenlicht, sind 16 Stunden künstliches Licht erforderlich, um den Hibiskus bei Laune zu halten. Das ist die gleiche Menge an Licht, die auch den menschlichen Biorhythmus beeinflusst, denn auch unser Wohlbefinden ist auf das Licht der Sonne angewiesen.

Eine tägliche Dosis Sonnenlicht synchronisiert bekanntlich die „innere Uhr" und gibt uns das Gefühl, wie ein blühender Hibiskus zu sein: hellwach, lebendig und unser Bestes gebend.

WAS DEINE PFLANZE TUN KANN

braucht täglich Sonne

verbindet uns mit unserem Biorhythmus

WAS DU TUN KANNST

mag es feucht, aber erst gießen, wenn die ersten 2,5 cm Erde getrocknet sind

viel gefiltertes Licht

Komposterde

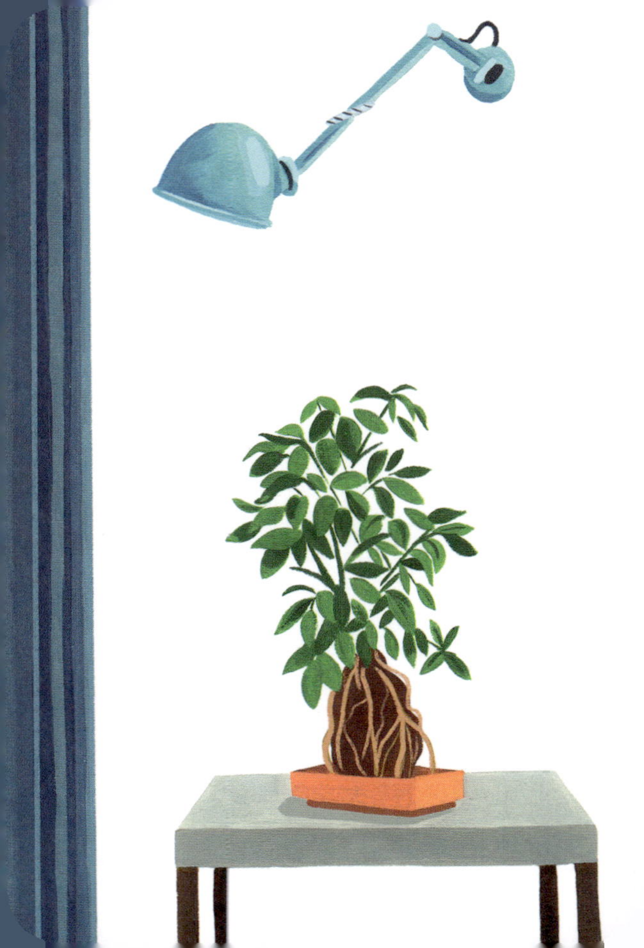

Eine Pflanze reich an Selbstverwirklichung

Regenschirm-baum

Die *Schefflera* kann auf vulkanischem Gestein wachsen. Dieser Stein, oft Bimsstein, steht in einer Schale mit Wasser, während sich die Pflanze aus dem porösen Stein zieht, was sie benötigt.

Dass diese Pflanze einen Stein als Trinkgefäß verwendet, ist innovativ und zeigt uns, dass wir manchmal alternative Wege gehen müssen, um die Dinge zu finden, die wir benötigen, um zu gedeihen.

Schneide deinen Regenschirmbaum mehrmals im Jahr zurück und lasse ausreichend Triebe übrig, um ein noch schöneres Wachstum zu fördern und um ihm zu helfen, sein volles Potenzial zu entfalten.

WAS DEINE PFLANZE TUN KANN

passt sich an raue Umgebungen an

kann mit Hürden umgehen

WAS DU TUN KANNST

Schale mit Wasser füllen; die Pflanze zieht sich aus dem Stein, was sie benötigt

viel indirektes Licht

wächst auf Lava oder in torfmoosiger Blumenerde

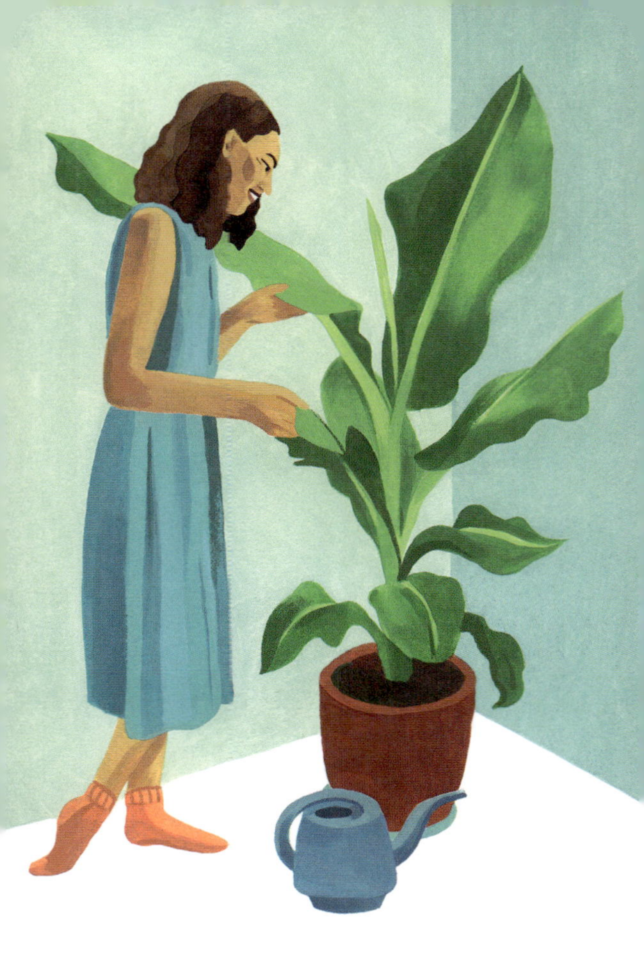

Eine Pflanze reich an Behaarlichkeit

Bananen-pflanze

Diese Pflanze ist im Haus nur schwer am Leben zu halten: es erfordert Disziplin und Ausdauer, um eine Bananenpflanze erfolgreich zu kultivieren.

Lass die Sprühflasche am besten direkt neben der Pflanze stehen und gewöhne dir an, sie jeden Tag, und wenn möglich zur gleichen Zeit, einzusprühen. Indem wir das zum Teil unserer täglichen Routine machen, wird Veränderung mit Mühelosigkeit einhergehen.

Eine neue Art der Pflanzenpflege ist anfangs noch anstrengend, wird jedoch schon bald zu müheloser Routine, und eine glückliche Bananenpflanze ist Lohn genug für unsere Beharrlichkeit.

WAS DEINE PFLANZE TUN KANN

anspruchvolle Zimmerpflanze

lehrt uns Routinen

WAS DU TUN KANNST

zwischen dem Gießen trocknen lassen, aber ab und zu einnebeln

helles Licht für 12 Stunden am Tag

nährstoffreiche, gut entwässernde Humuserde

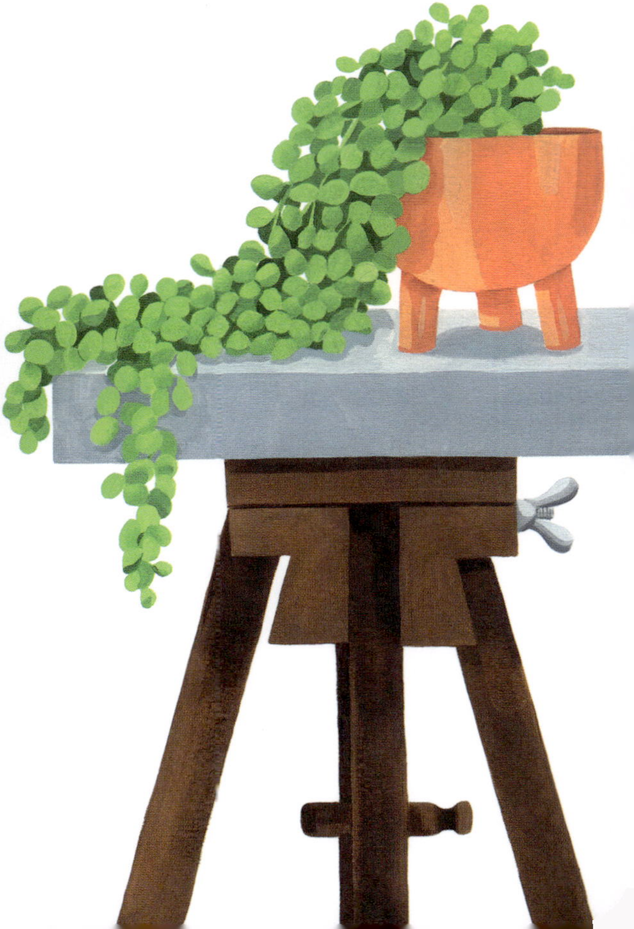

Eine Pflanze reich an Kreativität

Perlenschnur

Pflanzen geben uns ein kreativeres Gefühl und inspirieren uns dazu, sie dekorativ zwischen anderen Dingen zu positionieren, ein Terrarium in ein Miniaturgewächshaus zu verwandeln oder die Makramee-Technik zu erlernen, um mehrstufige Pflanzenhänger zu knüpfen.

Diese Sukkulente hat perlenartige Blätter, die ihr ein verspieltes Aussehen verleihen und unseren Tastsinn anregen.

Sie ist dekorativ wie eine Halskette, die aus leger herabfließenden Perlenreihen besteht, und lässt sich als Kaskade auf einem Regal oder in einem geknüpften Hängetopf zur Schau stellen.

WAS DEINE PFLANZE TUN KANN

Wertschätzung für kleine Details

verspieltes Aussehen

inspirierende Form

WAS DU TUN KANNST

zwischen dem Gießen oberflächlich gut trocknen lassen

viel Licht

Kaktuserde

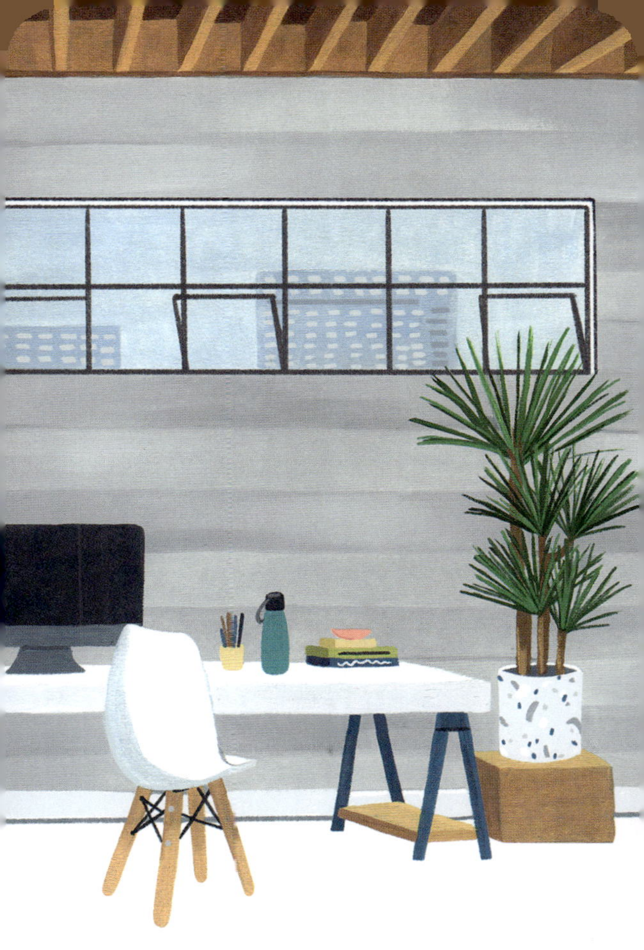

Eine Pflanze reich an Einsicht

Drachenbaum

Drachenbäume sehen aus wie kleine Palmen, bieten in geschlossenen Räumen jedoch dieselben Vorteile wie in der Natur.

Da sie empfindlich auf die im Leitungswasser enthaltenen Salze reagieren, bevorzugen sie Regenwasser. Finde heraus, wie du welches sammeln könntest, um deinen Drachen zu füttern, und fühle dich dabei mit der Natur verbunden.

Fehlender Kontakt zur Natur kann schnell zu Gefühlen der Unlust führen. Pflanzen in unseren vier Wänden und am Arbeitsplatz helfen daher, uns wieder mit der grünen Welt zu verbinden und bieten die Möglichkeit, uns inmitten eines geschäftigen Tages der Euphorie des „Waldbadens“ hinzugeben.

WAS DEINE PFLANZE TUN KANN

Luftreiniger

regelt Luftfeuchtigkeit

verbindet den Außen- mit dem Innenraum

WAS DU TUN KANNST

Erde leicht feucht halten

viel indirektes Licht

normale Blumenerde

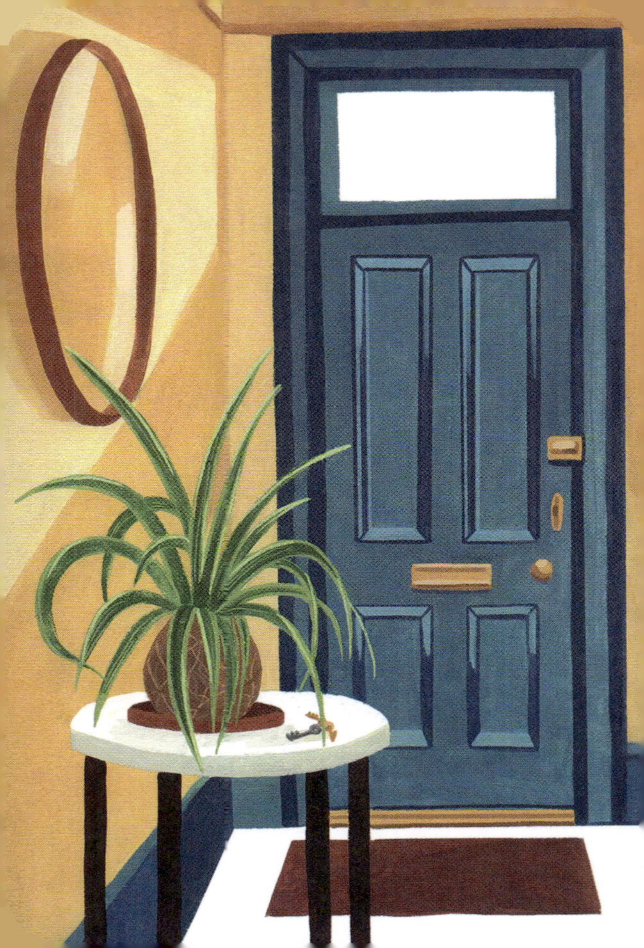

Eine Pflanze reich an Networking

Grünlilie

Das wohl liebenswerteste Merkmal dieses Spargelgewächses sind die kleinen Kindel, die an langen Ausläufern in der Luft schweben. Sie zeigen uns, dass der Schlüssel zum Wachstum sein kann, Teil eines Netzwerks zu sein.

Die kleinen Pflänzchen können entfernt und eingetopft werden oder für immer bei ihrer Mutterpflanze bleiben. Sie erinnern uns daran, dass es möglich ist, Beziehungen mit anderen Lebewesen einzugehen, die unser Wachstum befördern.

Und eines Tages, wenn wir nach Hause kommen und von unseren Zimmerpflanzen begrüßt werden, stellen wir vielleicht fest, dass sie unerwartet zu einem wertvollen Teil unseres Netzwerks geworden sind.

WAS DEINE PFLANZE TUN KANN

Springbrunnen-Form

erinnert uns, Beziehungen zu pflegen

WAS DU TUN KANNST

gut wässern, die Erde aber bis zum nächsten Gießen trocknen lassen

viel indirektes Licht

gut entwässernde Blumenerde

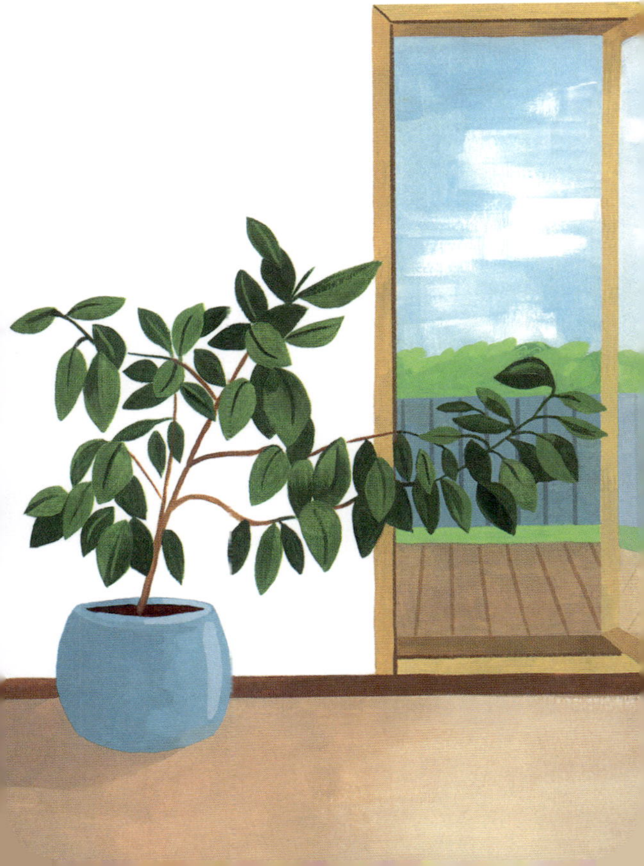

Eine Pflanze reich an Integration

Elefantenohr-Feige

Diese Pflanze nimmt große Ausmaße an. Ihre Blätter haben den Durchmesser von Esstellern, und in der Natur würde sie voller großer, essbarer Feigen hängen, die nach Kokosnuss und Erdbeere schmecken.

Ihre imposante Präsenz in Bezug auf uns und unseren Lebensraum mag uns bewusst machen, dass diese charaktervolle Pflanze uns genauso wahrnimmt, wie wir sie wahrnehmen.

Diese gesteigerte Wahrnehmung unserer Umgebung hilft uns zu entschleunigen und uns mit größerer Fürsorge durch den Raum zu bewegen, während wir die Bedürfnisse anderer außergewöhnlicher Wesen darin integrieren.

WAS DEINE PFLANZE TUN KANN

schärft das Bewusstsein für die Umgebung

hat riesige Blätter, die wie Elefantenohren aussehen

WAS DU TUN KANNST

benötigt viel Wasser, aber Staunässe vermeiden

mittelheller Standort, kein direktes Sonnenlicht

normale Blumenerde

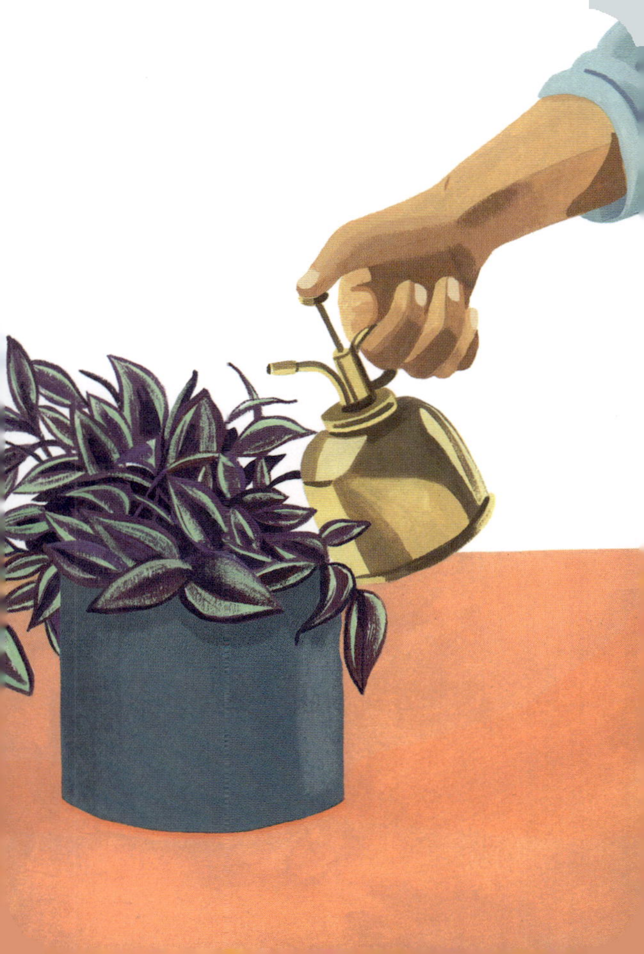

Eine Pflanze reich an Enthusiasmus

Zebra-Ampelkraut

Die Fähigkeit dieser Pflanze, schneller als alle anderen Wurzeln zu schlagen, ist so überwältigend, dass sie in der Natur manchmal sogar als invasive Art angesehen wird.

Hat man aus Versehen einen ihrer langen, aufwärtsstrebenden Triebe gekappt, empfiehlt es sich, ihn ins Wasser zu stellen, damit er Wurzeln schlagen kann, aber wer dafür keine Zeit hat, kann ihn auch einfach zurück in den Topf pflanzen, damit er weiterwächst.

Diese Pflanze ist weder empfindlich noch bedürftig, und ihr stürmischer Charakter erinnert uns daran, dass manchmal Enthusiasmus der Schlüssel zu kräftigem Wachstum ist.

WAS DEINE PFLANZE TUN KANN

schlägt blitzschnell Wurzeln aus

kräftiges Wachstum

stürmischer Charakter

WAS DU TUN KANNST

feucht halten, aber nicht nass; im Winter weniger gießen

mittelheller Standort

normale Blumenerde